编译者名单

原著主编	Alan D. McGregor（艾伦·D. 麦格雷戈）
	Ian A. McGregor（伊恩·A. 麦格雷戈）
原著序作者	Charles Illingworth（查尔斯·伊琳沃斯）
原著绘图	Ian Ramsden（伊恩·拉姆斯登）
中文版主译	秦永红
中文版主审	张选奋
中文版副主译	张 瑾　路小茸
翻译团队成员	路小茸　秦永红　王 涛　张 瑾　张晶晶

主编 Alan D. McGregor（艾伦·D. 麦格雷戈）
　　　Ian A. McGregor（伊恩·A. 麦格雷戈）
主译 秦永红

整形外科基本技术及其临床应用

FUNDAMENTAL TECHNIQUES OF
PLASTIC SURGERY
AND THEIR SURGICAL APPLICATIONS

（原著第10版）

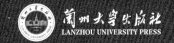

兰州大学出版社
LANZHOU UNIVERSITY PRESS

图书在版编目（ＣＩＰ）数据

整形外科基本技术及其临床应用 / 秦永红主译；
（英）艾伦·D. 麦格雷戈（Alan D. McGregor），（英）伊
恩·A. 麦格雷戈（Ian A. McGregor）主编. -- 兰州 ：
兰州大学出版社，2023.7
书名原文：Fundamental Techniques of Plastic
Surgery and Their Surgical Applications
ISBN 978-7-311-06519-5

Ⅰ. ①整⋯ Ⅱ. ①秦⋯ ②艾⋯ ③伊⋯ Ⅲ. ①整形外
科手术 Ⅳ. ①R622

中国国家版本馆CIP数据核字(2023)第123543号

责任编辑　郝可伟　梁建萍
封面设计　汪如祥

书　　名　整形外科基本技术及其临床应用
作　　者　〔英〕艾伦·D. 麦格雷戈(Alan D. McGregor)　伊恩·A. 麦格雷戈(Ian A. McGregor)　主编
　　　　　秦永红　主译
出版发行　兰州大学出版社　（地址:兰州市天水南路222号　730000）
电　　话　0931-8912613(总编办公室)　0931-8617156(营销中心)
网　　址　http://press.lzu.edu.cn
电子信箱　press@lzu.edu.cn
印　　刷　甘肃发展印刷公司
开　　本　787 mm×1092 mm　1/16
印　　张　18.25(插页6)
字　　数　270千
版　　次　2023年7月第1版
印　　次　2023年7月第1次印刷
书　　号　ISBN 978-7-311-06519-5
定　　价　45.00元

（图书若有破损、缺页、掉页,可随时与本社联系）

Elsevier (Singapore) Pte Ltd.

3 Killiney Road, #08-01 Winsland House I, Singapore 239519

Tel: (65) 6349-0200; Fax: (65) 6733-1817

译者序

　　整形外科专业的发展如火如荼，并且在先天畸形、皮肤肿瘤、软组织缺损重建、医疗美容等方面取得不俗成就，同时，广大人民群众对体表手术效果有了更高的追求。我们也深刻地感受到了各专业、各层次手术医生对整形外科操作技术的渴望。为了让更多整形外科初学者和非整形外科专业的外科同行尽可能快速地学习、应用整形外科相关的操作技能，造福地方百姓，我们决定寻找一部通俗、浅显的整形外科基础书籍，以便更好地在外科领域推广、普及整形外科理念和基本技术。

　　尽管市面上已有很多整形外科专业书籍可供参阅，但目前的趋势是书籍的聚焦点越来越小，而专注于基本操作技术的书籍却不多见；相对于整形外科专业初学者或其他未经整形外科专业培训的手术医生而言，面对专业程度如此之高的书籍更是不知如何着手。本着简练、易懂、实用的选书原则，经过反复比对多本专业书籍，最终选定 *Fundamental Techniques of Plastic Surgery*, 10/E。

　　本书由英国著名整形外科专家艾伦·D.麦格雷戈（Alan D. McGregor）和伊恩·A.麦格雷戈（Ian A. McGregor）主编。作为一部真正的入门级整形外科专著，1960年一经出版就受到广大外科同行的青睐；正所谓"历经千帆数十载，百炼成钢仍少年"，在本书首次面世至今的几十年时间里，作者紧随整形外科专业发展的步伐，先后进行了十次改版，并被翻译成西班牙语、日语、意大利语、德语等版本在全球使用。

　　本书共有两个部分，涉及内容均为临床工作中已经非常成熟的操作理念和方法。

　　第一部分为整形外科基本技术。从不同创面的处理细节为切入点，随后对创面修复中常用的各类皮瓣，尤其是易位皮瓣、旋转皮瓣设计时旋转点的选择和皮瓣几何结构的确定、"三角定位法"等皮瓣设计技巧、逆切的原理及其使用方法等进行了细致入微的讲解。对于Z成形术的讲解更是浅显易懂，有即学即用的效果。第二部分为整形外科基本技术在其他外科专业相关疾病中的应用。分别对瘢痕疙瘩、肢体创伤、肿瘤、手外伤重建等临床医生关注的重点内容进行了针对性讲解，从病理特点、病情判断以及处理方案的选择等方面都进行了详细的阐述。

本书实用性极强，除整形外科专业以外，在骨科、创伤外科、颌面外科、乳腺外科、肿瘤外科、普通外科等其他相关专业领域也涉及颇广，值得一读。

翻译工作由兰州大学第二医院整形外科承担，在团队成员的共同努力下，历时数月方才完成。其中，秦永红负责前言、Z成形术、皮瓣章节的翻译；张瑾负责伤口处理、游离皮片移植和手外科章节的翻译；路小茸负责其他技术、增生性瘢痕和瘢痕疙瘩、压疮处理、肿瘤和肢体创伤章节的翻译；放射性损伤由张瑾、张晶晶和王涛共同翻译完成。

在此，衷心感谢张选奋教授细致、耐心地审阅稿件，并对部分章节内容进行修正；感谢兰州大学出版社梁建萍老师在版权引入、书籍出版中给予的大力帮助，在此深表谢意！

翻译过程始终遵循忠实原著、力求精练的原则，译者虽已竭尽所能，但错误在所难免，恳请读者批评指正！

秦永红
2023年6月于甘肃兰州

第十版前言

第九版出版时，两位作者一致同意继续合著后续版本，并由艾伦·麦格雷戈（Alan McGregor）主持完成。遗憾的是，这一计划因资深作者伊恩·麦格雷戈（Ian McGregor）的病逝（1998年4月13日）而中断。第十版秉承了之前的成书原则和观点，仍然严格按照非多作者理念，以保证写作风格和观点的统一。

与大部分前期版本相同，此次出版没有重大改动；而是紧扣临床需求做相应的修改，并继续回避尚未证实有应用价值的操作技术。唯一不同的是，删除了关于颌面部损伤的章节，这可能是本次出版最大的变化。随着学科的逐步发展，整形外科分为重建外科（有几个亚专业）和美容外科两个相对独立的专业；而在大多数医院，面部外伤整形已经由口腔颌面外科医生负责处理。很长一段时间以来，这一章节都处于相对尴尬的状况，似乎与前面几章没有明显的关联。因此，将其删除用于其他相关内容的讲解，以控制书籍的篇幅。

通过以上细微的调整，本书重点讲解伤口处理和组织缺损的修复/重建。本书现在亦可命名为"重建外科基本技术"；根据整形外科专业的逐步发展，这应该是一个较为贴切的名称。

本书早期版本的每章末尾都附有本章内容的参考文献。第五版之后将其进行了删除；第九版中对此进行了回顾性评价，认为重新引入参考文献有较多益处，但最终依然选择了与之前版本相同的处理方式，将其删除。文本展现了整形外科领域，以临床经验为支撑关键技术的精髓。用本书已故作者的话说就是，"这删去废话，给读者真正想要知道的东西"，这是作者的一贯宗旨，并将在未来继续如此。

在这个版本的准备过程中，我们广泛听取了菲利普·赛克斯（Philip Sykes）、马丁·米林（Martin Milling）和道格拉斯·默里（Douglas Murray）等同行们的建议，科莱特·德里克（Colette Derrick）夫人供稿，黛博拉·罗素（Deborah Russell）和哈考特健康科学研究院的金·本森(Kim Benson)负责监督执行，插图仍由伊恩·拉姆斯登（Ian Ramsden）绘制，感谢她们的勤劳付出。

艾伦·D.麦格雷戈（Alan D. McGregor）

2000年于斯温西

第一版序言

与其他外科专业一样，整形外科的创建得益于对这一专业有执着追求的医务工作者的不懈努力，是他们利用精湛的技术，在一个相对狭小的医疗领域制定了手术的操作标准，并取得了理想的技术效果。

之后的战争中，整形外科操作技术在隐藏面部瑕疵和矫正可见畸形等方面逐步发展了起来，并在伤口治疗中取得了卓越成效。之后，整形外科医生在意外事故、手外伤和烧伤领域扩大了其业务范围。在这样做的过程中，潜移默化地将自己从这一领域的专家，向其他外科手术的指导者、合作者方向发展。

伊恩·A.麦格雷戈（Ian A. McGregor）先生是新阶段整形外科医生的典型代表，他在格拉斯哥整形外科医院接受培训，在繁忙的急诊工作中积累了丰富的临床经验，并对手外科产生了浓厚兴趣。其所著书籍也反映了他对这一领域的兴趣和临床经验，不仅适合整形外科专科医生，也适合所有关心伤口治疗的从医人员。其手术技巧实用性很强，涉及切口选择、缝合技巧、瘢痕防治、皮片移植等相关问题，在创伤外科、骨科和普通外科中均有应用。相信，本书一定会受到广大医务工作者的喜爱。

C.F.W.伊林沃思（C. F. W. Illingworth）

1960年于格拉斯哥

第一版前言

　　整形外科操作技术逐渐被没有接受过正规整形外科培训和正在寻求以整形外科基本技术为指导的外科医生所接受。整形外科高级教材多忽略这些基本的操作方法，而以描述其范围和结果为主，不提供足够翔实的技术细节；希望本书能够填补这一空白。

　　第一部分详细介绍了整形外科操作技术，第二部分为这些操作技术在其他专业临床实践中的应用。撰写第二部分时的最大困惑是，哪些素材需要讲解，哪些内容必须删除。在考虑到其他专业的外科医生希望自己能够处理而不是将病人转至整形外科就诊的常见病种时，这部分的内容就能够确定了。

　　本书没有对所有可能的修复/重建方法进行逐一讲解；因为，在这类书籍中若涉及过多内容往往会掩盖重点。因此，我们只对临床实践中最为有效的方法做详细讲述。

　　整形外科基本技术部分，我尽可能讲清每一种技术的难点、并发症、如何避免其发生以及当其发生时如何处理等内容；竭力阐明各种操作技巧的原则，以将技术细节融为一个连贯的、合理的模式，避免成为混乱的经验介绍。

　　在决定是否使用整形外科盛行的姓氏命名方法时，我进行了充分考量。姓氏命名是日常外科速记的重要组成部分，在各专业的发展过程中，作为路标性的人物经常被人们忆及，但此类命名往往缺乏明确的含义，容易造成混淆。首先，在不同的国家有不同的含义；其次，使用不严谨导致一个名称所代表的某种操作技巧，与其发明者所要表述的内容完全不同。以 Thiersch 移植为例，现行的 Thiersch 皮片移植与作者最初描述的厚度完全不同。这就是我们不使用姓氏名称的原因。

　　本书有意不引入参考文献。相反，在每一章的末尾列出了一些文章和专著，为进一步研究某一特定内容的读者提供帮助。

　　在此，衷心感谢帮助我准备素材的同事、同行们！向鼓励我着手写作的C.F.W.伊林沃思（C. F. W. Illingworth）教授、负责培训我整形外科专业技能并免费参阅照片资料的J.S.托夫（J. S. Tough）先生表达我深深的感激。感谢道格拉斯R.K.里德（Douglas R. K. Reid）先生提出的建设性指导意见，并不辞辛劳地审阅稿件，使文本尽可能清晰流畅地进行表述。感谢罗兰·巴恩斯（Roland Barnes）和J.C.J.伊夫斯（J. C. J. Ives）教授阅读并指正本书部分内容。

　　在涉及外科操作技术的书籍中，插图起着举足轻重的作用。本书所有插图均由罗宾·卡兰德（Robin Callander）先生绘制完成，很难用语言表达他在视觉上描绘我想表达的东西时所付出的努力和艰辛，本书的每一个可圈可点之处很大程度上归功于他。手术中照片由巴洛齐梅尔和格拉斯哥皇家医院整形外科的T.米克尔（T. Meikle）和R.麦格雷戈（R. MacGregor）先生提供。非常感谢西部医院医学影像科的R.麦克林（R. McLean）先生、格拉斯哥皇家医院摄像科的P.凯利（P. Kelly）和外科的E.图乐（E. Tower）先生为本书出版所做的一切。也感谢莫瑟斯·查斯·F.塔克雷（Messrs Chas. F. Thackray）公司同意我使用他们的影像设备。

　　手稿的打印由耐心、幽默的A.M.德拉蒙德（A. M. Drummond）女士完成。

　　最后，我要向梅斯雷·E.和S.利文斯通的查尔斯·麦克米伦（Charles Macmillan）先生和詹姆斯·帕克（James Parker）先生表示感谢，感谢他们为我提供的建议和帮助。

伊恩·A.麦格雷戈（Ian A. McGregor）

1960年于格拉斯哥

目　录

第一部分　基本技术

第二部分　临床应用

第一部分
基本技术

1

创面处理

　　若创缘对合整齐，没有感染、血肿等并发症发生，则表皮愈合速度较快，而真皮的愈合过程相对要长得多；人们最关心也是最重要的是创面愈合后遗留的瘢痕外观。创面愈合早期，两侧创缘之间形成的纤维蛋白经过反应减弱阶段，转变为静止的、相对无血管的瘢痕组织，需要数月时间。

　　瘢痕形成早期表面略红，邻近周围组织较硬。随着时间延长，硬化和发红逐渐消失，瘢痕软化，表面肤色比周围正常皮肤略苍白。瘢痕发红和硬化的程度差别较大，消退所需时间也完全不同；瘢痕外观有望在一年或更长时间内得到改善。

　　瘢痕由硬变软，也是从进展到稳定两个不同阶段的演变过程，但这样的顺序不是一成不变的。相反，真皮的纤维组织可能会变得肥大，临床上表现为瘢痕隆起、色红的增生性瘢痕，表面颜色更红润时，有形成瘢痕疙瘩的可能。

　　伤口抗张强度在愈合过程中逐渐增加。缝线在去除之前，伤口承受的张力不大，若有瘢痕增生，将会在之后的几周内逐渐发生。伤口后期的支持治疗在瘢痕控制方面似乎鲜有成效。有明显张力且拉伸严重时瘢痕更易增生；但通常所见的情况是，皮肤除了正常存在的张力外，亦未见其他明显增加张力的因素，而瘢痕依然会逐渐增宽。

　　然而，在身体的许多部位，瘢痕的方向似乎对张力的产生有所影响；在身体的某些部位，产生张力最小的方向称为切口选择线。

面、颈部的切口选择线与面部表情肌肉产生的拉力方向垂直。随着年龄的增长，弹性减退、形成皱纹（图1.1）。皮肤褶皱附近的切口选择线，为与之平行的皮肤折痕，肉眼易见。皮肤表面没有褶皱存在时，切口选择线不太清晰，此时切口方向的选择更多依赖于手术者的临床经验。

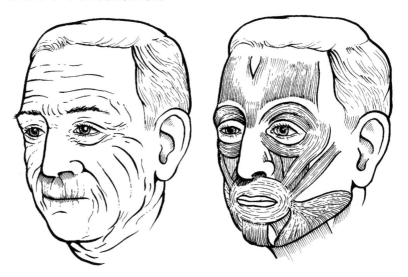

面、颈部的切口选择线应与皮肤皱纹方向一致，皮肤皱纹的方向与其深部表情肌纤维走向垂直。

图1.1　面、颈部皱纹与肌肉示意图

切口愈合特征存在较大的、不可控制的个体差异。超出医生控制范围的因素包括病人的年龄、伤口的位置、伤口或切口的方向等。儿童的瘢痕通常比成人的更硬、更红，最终愈合效果也更差，而且更容易发展为增生性瘢痕，甚至是瘢痕疙瘩；这与儿童皮肤的张力较成人高没有明显关系。随着年龄的增长，皮肤上的皱纹越多，瘢痕稳定的速度越快，愈合效果越好，且易于隐藏在褶皱之中。

不同个体和同一个体不同部位的瘢痕类型差异很大。面、颈部暴露部位，即使采用细致的外科缝合技术和最恰当的切口选择，瘢痕依然会变宽，不易隐藏。面部不同位置和不同的肤质，瘢痕的最终效果也有很大的差异。粗糙、油腻的皮肤对缝线的反应也更为严重，缝合痕迹亦更为明显；在鼻部，尤其是鼻尖更是如此，可能与该处皮肤较厚，皮脂腺功能活跃有关。无毛发生长的皮肤部位，如红唇边缘、手掌和足底，瘢痕通常不太明显。不同部位瘢痕类型不同的最好例证是胸骨上部，此处为瘢痕疙瘩形成的最常见部位。

以上因素会对外科操作技术的预期效果产生不同程度的影响；尽管如此，要使特定部位、特定创面条件下的瘢痕最小化，精细的外科操作技术是必不可少的。另外，必须强调的是，某一方面的失误足以对最终的愈合效果产生严重影响。

切口选择

顺应皮纹、褶皱

切口应置于皮肤褶皱处或至少与其平行（图1.1），随着时间的推移，瘢痕稳定后就像形成了另一条皱纹。即使局部没有皱纹，通过让患者模拟适当的表情动作，如微笑、皱眉、闭眼等，就可发现未来此处皱纹出现的部位和方向；如此，使潜在皮肤褶皱显现并易于定位。

最常见的褶皱是鼻唇沟、眉间纹、外眦外侧"鱼尾纹"、额纹，上述每一处都是面部表情肌集中的主要部位。咬肌表面的皮肤褶皱不太清晰，而在耳朵和鼻尖处皮肤褶皱几乎完全缺失。

在老年患者中，皮肤褶皱的产生是重力作用导致皮肤松弛所致。而老年人面部纵横交错的细纹是重力因素产生的皱纹和表情纹混合后的结果。

儿童皮肤光嫩，在切口设计上较为困难，尤其是离眼周和嘴唇较远的部位。但幸运的是，需要做出这种选择的频率并不高。

使用体表器官或部位的自然分界线作为切口线是理想的瘢痕隐藏方式。例如将外鼻和颊部之间的连接线作为切口，特别是在鼻翼基底附近、鼻孔边缘、唇红与皮肤交界处（唇红缘）、耳郭和咬肌区的交界处，以及下睑邻近睫毛1~2 mm处等。综合使用以上方法及其他减轻瘢痕的措施，可使瘢痕相对隐蔽。

将切口置于体表隐蔽部位

将切口置于发际线或眉毛内是最好的例子；这些部位切口切开的方向，不同于常规切口垂直于皮肤表面切开，而是平行于毛囊切开皮肤，避免毛囊损伤、毛发脱落导致瘢痕无毛发遮蔽而外露。在做头皮切口时需要注意，手术后全身因素导致的秃发会显露出先前隐藏的瘢痕。在这一方面，应该考虑到患者的性别以及遗传因素等可能出现的潜在秃发类型。

Z 成形术的使用

Z 成形术作为其他改善瘢痕外观方法的辅助措施，有着非常重要的使用价值。设计原则和技巧将在第 2 章中详细讲述；在此需要强调的是，Z 成形术不适合创伤所致伤口的早期处理，而是在瘢痕的后续修复中使用，使用时需要仔细判断、巧妙设计和精细操作。

创面准备

受损组织的存在与否决定了伤口是否需要进一步修整。沙粒和其他异物都必须清除，这里不再过多强调，如果早期清除不彻底，污垢沉积后则需借助刮勺或钢丝刷等对皮肤有损伤作用的工具才能确保清除干净。此类方法听着粗暴且不合常规，但在这一阶段，完全清除沙粒和其他异物是优先考虑的问题。

切除原则

在面部等美容效果要求很高的部位，保守去除创缘组织是可取的，只有明显失活的组织才考虑彻底清除，对成活状态不确定的受损组织可原位缝合。

这一原则在较大伤口的处理中尤为重要（图 1.2）。医患双方对这类创面修复后的美容要求不会太高，不期望这类伤口的修复效果接近或达到损伤前状态，并能接受后续的多次修整手术。基于创面修复需求，允许对成活状态不确定的损伤组织进行保留，若有充足的健康组织可用于创面修复或去除后对患者无明显影响，将受损严重的组织彻底切除效果更佳。

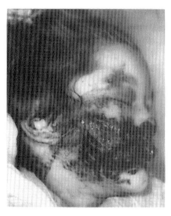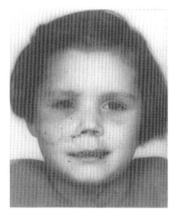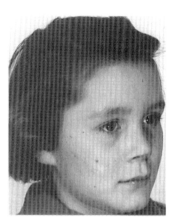
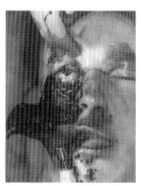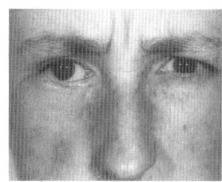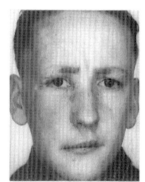

眼睑、鼻部、嘴唇软组织损伤，保存受损组织、原位缝合后的康复案例。

图1.2　受损组织原位缝合

对受损组织快速进行正确评估，存活概率较大时妥善保存；反之，彻底清除。这点在创面处理中非常重要。以受损组织血液循环情况为准，对其存活状态进行评估：即皮肤受压后局部肤色变白，压力去除后恢复原来的颜色；损伤组织边缘修剪后出血等，说明组织成活。对组织的解剖结构及其已知的血管状况以及蒂部的大小和结构做出判断（图1.3）。这点在面部、耳郭和头皮等部位尤为重要，存活受损组织内一般有正常血管保留；因此，即使蒂部很窄的撕脱皮瓣，也不要轻易切除。

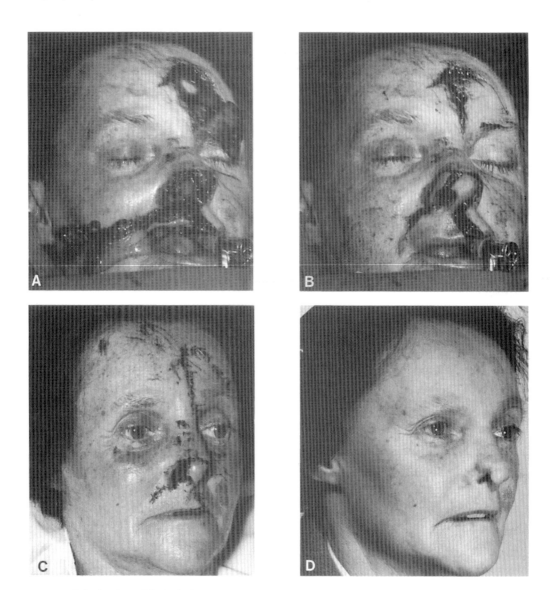

A、B缝合前，组织的损伤范围；

C组织存活情况；

D坏死组织去除、创面愈合，拟行鼻翼重建。

图1.3　面部软组织损伤，原位缝合后部分组织坏死

　　头皮和耳郭部位的完全撕脱伤，使用显微外科技术吻合血管并原位回植撕脱组织是可行的；但要想成功，需具备丰富的临床经验和显微外科操作技术。

　　除了判断受伤组织的存活状态之外，在整形外科手术中必须

频繁、准确地评估皮肤颜色，防止血供异常出现组织坏死。因此，外用的皮肤清洁、消毒剂，应选择不使皮肤或组织着色的药剂。就此而言，首选溴化十六烷基三甲胺（西曲溴铵）和氯己定水溶液。

创面闭合

　　缝合不规则伤口的要点：首先，在伤口两侧找到对应的标志点，并将其准确对位缝合；其次，缝合后创面形状发生相应变化，继续寻找相应的标志点并对位缝合；最后，缝合足够多的位点后，再于两点之间加针缝合，闭合创面。最初缝合时，在组织拼接上花费较多的时间是值得的。"机会只有一次，如果错过，结果可能很难纠正"——此话虽显绝对，但最初缝合时若不耐心、仔细操作，将给后期操作带来不必要的麻烦。"返工"不光浪费医生的体力和精力，也无形中增加了患者的痛苦。正如我们强调过的一样，Z成形要保留至后期修复中备用，首次操作中不提倡使用。

　　失活组织去除后用镊子轻提存活组织，调整拟放置位点，显露缺损区并对组织缺损进行评估。一期重建是最完美的结果；否则，采用相对折中的方案，例如缺损闭合后继发局部畸形，则用皮片移植闭合创面更为妥当。这种方法的优点是治疗周期短，瘢痕小，而且最大限度保留了适合后期修复或重建的材料。

　　如果要达到最佳的愈合效果，最大限度减小瘢痕形成，需将创缘垂直对位缝合。创缘两侧组织厚度相同时，准确对位更容易做到。面部外伤，特别是挡风玻璃破裂造成的损伤，以上两种情况都可能存在。因此，治疗方案亦应做出相应的调整，而此时，医患双方都要有接受修复效果不理想的心理准备。

　　多数情况下，修齐创缘意味着牺牲更多有活力的组织；因此，只有局部组织充裕时方可彻底切除明显失活部分。创面残留的支撑结构会增加缝合难度，但两害相权取其轻，我们必须接受这一现实。在实际工作中，想要取得最好的修复效果，细而精致、理化性质稳定、组织反应小的缝线是必不可少的；即便如此，瘢痕形成后也要有接受创面再次修整或皮肤磨削的思想准备。

伤口处理不当

　　面部伤口处理中最常见的问题是未能彻底清除伤口部位的泥沙和异物、全层缝合打结过紧所致的缝线切痕以及创缘两侧厚度不等且缝合时未做相应调整导致缝合后表面不平整。

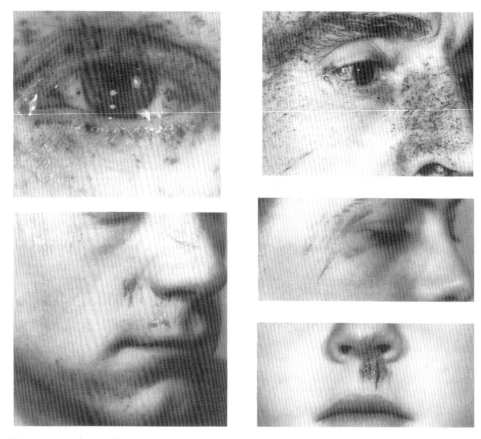

首次处理时没有彻底清除创面泥沙和异物，形成外伤性文身。

图1.4　外伤性文身

　　创面异物若未彻底清除，真皮层瘢痕内会残留异物色素（图1.4）。创面愈合后，很难且几乎不可能将其彻底去除。创面瘢痕线两侧的缝线切痕是使用的缝线表面粗糙、拆线时间过晚、真皮层缝合不可靠、减张不到位致表面缝线承受过大张力或缝线打结过紧等所致。缝线表面越粗糙，瘢痕形成就越宽、越凸出（图1.5）。如果不能将两侧创缘准确对位缝合，创面愈合后瘢痕两侧组织高低不平（图1.6），当唇缘、眼睑、眉或鼻翼缘的切口对合不齐时，这种情况尤其明显。

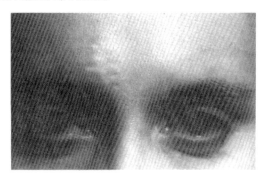

使用表面粗糙的缝合线，且拆线时间过晚所致。

图1.5　缝线切痕

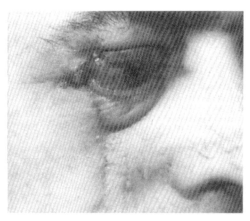

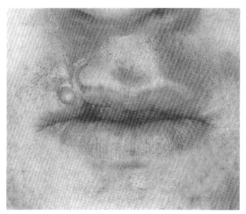

首次操作时未能准确对位缝合所致。

图1.6　眼睑、上唇损伤后缝合不当形成畸形愈合

创缘潜行剥离

若创面缺损较多，缝合时因张力较大而无法闭合，可将创缘皮下做一定程度的潜行剥离，使创缘邻近组织获得更多的推进空间。操作之前，必须评估皮肤局部的血液循环情况及张力对其存活的潜在影响，在脱套性损伤的创面更应特别注意。作者临床操作发现，皮下潜行剥离所能增加的移动距离非常有限。

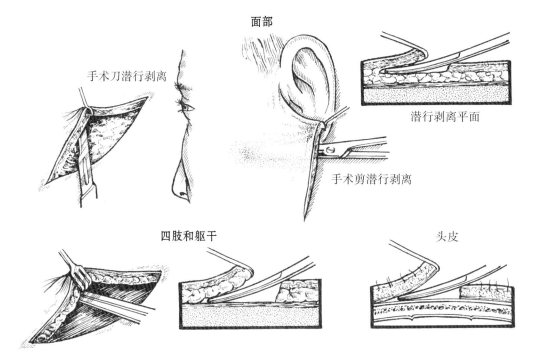

图示为面部、四肢、躯干和头皮的剥离层次。

图1.7　不同部位的剥离平面

潜行剥离的层次及其安全范围因切口所在的部位不同而差异较大（图1.7）。面部相对合适的剥离平面为真皮下，这样既包括了真皮下血管网，又不损伤面神经及其分支。面部皮肤潜行剥离后可获得的移动距离，很大程度上取决于手术前该处皮肤的松弛程度。

儿童患者皮肤紧致，几乎没有潜在的移动空间；老年患者面部皮肤松弛、皱纹满布，皮肤移动距离相对较大。头皮的潜行剥离平面是帽状腱膜与颅骨膜之间的疏松组织间隙层，头皮血供丰富，其剥离范围再大也不会出现血液供应障碍。头皮的延展性取决于帽状腱膜而不是皮肤组织层。帽状腱膜的多个"松弛"切口有助于增加头皮的可移动距离；但临床操作发现，这种策略的有效性值得商榷。在四肢和躯干，如果潜行剥离范围稍大，则浅、深筋膜之间为相对理想的剥离平面。

不同的手术医生，对潜行剥离的使用也存在较大的偏好；但如果需要较多的皮肤移动距离方可闭合伤口，更为妥当的方案是以皮片移植修复缺损。

缝合方法

若想最大限度地减少瘢痕的形成，缝合是闭合伤口最为精准的措施，器械缝合打结尤为推荐（图1.8）。整形外科医生一般采用较小的缝针和精致的缝线，如果用徒手打结法会极为不便。器械打结法可有效控制线结的松紧程度，使用熟练后更能精准、快速地完成操作。

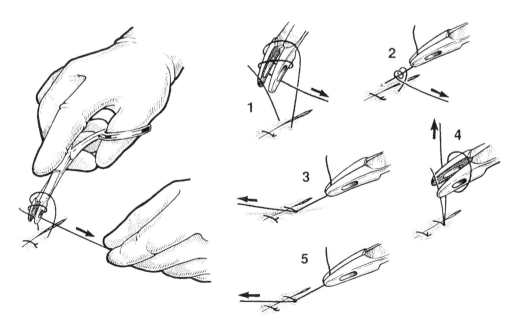

器械打结步骤按图中标记顺序进行。

图1.8 器械打结法

伤口在缝合过程中损伤越多，后期美容效果越差；因此，缝合时所用工具应尽可能是非创伤性的。皮肤拉钩对伤口边缘的损伤较小，但它很难被轻柔、有效地使用；相对前者，组织镊使用更为方便、损伤较小；有齿镊或无齿镊的选择由医生个人偏好决定，只要充分理解两种器械对不同组织的损伤差异，就能正确选择器械类型。

伤口处理的最终目的是精准、无创地对合创缘，获得理想的创面修复效果；处理和缝合只是达到这一目的的手段。第一次缝合时尽可能使两侧创缘精准对位，长此以往，就会养成良好的缝合习惯。若第一次缝合不到位，再次缝合时伤口边缘会出现"虫蛀"状损伤，甚者形成瘢痕。

缝针一般为弧形，缝合时其行走轨迹与之相同。作为缝合动作的组成部分，缝合时腕部亦需做相应的旋转，方可使缝针进入及穿出皮肤组织后与其弧线一致，防止暴力推进而折弯、折断缝针（图1.9）。创面缝合初期容易出现肿胀，缝线打结时应充分考虑这一因素；线结过紧，极易对组织造成切割，遗留缝线切痕。缝合张力适度时皮肤颜色不会因缝合而变白。

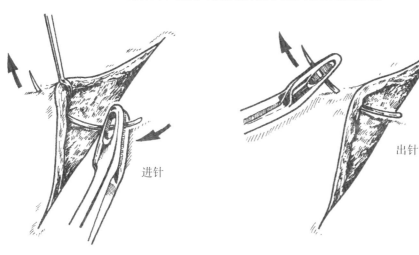

缝合时顺缝针弧度进针、推进和出针。

图1.9　缝针走行方向示意图

间断或连续缝合均可选择应用。当对美容效果的要求较高时，多采用间断缝合，但在某些情况下也可以进行连续缝合。

间断缝合与连续缝合

间断缝合

标准的缝合方法是单环状缝合（图 1.10）。单环状缝合为单一的环形外观，在伤口的任意一侧打结，目的是将创缘准确对位缝合并避免皮缘卷曲的发生。

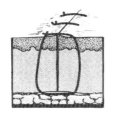 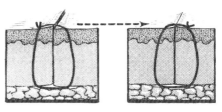

包含等量组织是"粗调"　　　　　　线结的摆放方向是"细调"

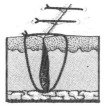 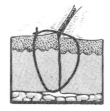

深部组织包含过少导致　　　切口两侧组织包含量不等
切缘内卷和死腔形成　　　　导致切口对合不平整

单环状缝合的操作要点及常见错误操作。

图 1.10　单环状缝合示意图

伤口缝合后创缘略呈外翻状，不但有利于真皮完全对合，而且避免了伤口边缘内翻及由此导致的瘢痕外观不佳。缝线应穿透切口两侧全层真皮组织且双侧真皮的厚度相当。包含切口两侧真皮相同的厚度被视为"粗调"，可将创缘对合得较为齐平；但伤口一侧皮缘有可能仍较对侧偏低，这时可将线结打到切口较低的一侧进一步调整切口平整度。每一个线结都有其最佳的摆放位置（即切口的哪一侧），对线结位置的调整，称为"细调"。

创面缝合时，可以通过以下方法达到理想的伤口外翻效果。缝针进入真皮时向外向下移动、多带深部组织（真皮或脂肪），切口即可呈轻度外翻状。若达不到想要的外翻效果，可将创缘两侧

修整成"八"字形平面，再按上述方法缝合。亦可用皮肤拉钩将
创面边缘牵拉外翻（图1.11）或拇指侧面作为辅助，使皮缘外翻
（图1.12）。一般来说，先缝移动度较大的一侧创缘再缝相对固定
的一侧在技术上更为简单。

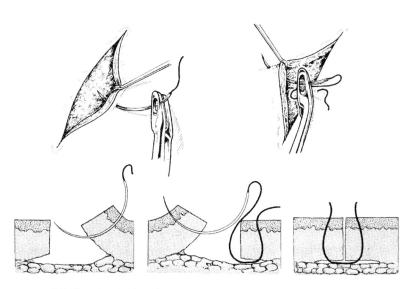

进针前用皮肤拉钩向外翻转创缘，以及弯针穿过皮肤的路径。

图1.11　缝合技巧

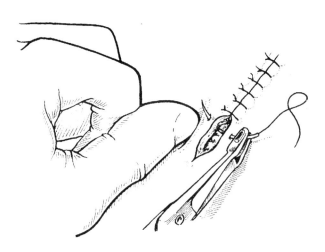

利用拇指侧面作为辅助，使创缘轻度外翻。

图1.12　拇指辅助缝合技巧

如果皮肤很薄且缺乏支撑，或其底部活动度较大（如眼睑），避免缝合时皮缘内翻就相对困难，这时使用垂直褥式缝合可有效解决（图1.13）。若能避免线结过紧并尽早拆线，这种缝合方法不比其他方法更容易留下缝线切痕；同时，采用较小的缝合边距，即可纠正轻度切缘内翻。

伤口缝合时如果没有张力，采用间断缝合即可；如果缝合时张力过大，则需以可吸收缝合线间断缝合真皮层（图1.13），或连续真皮内缝合（图1.13），其目的是防止皮肤表面缝合线拆除后因张力较大而致伤口裂开。

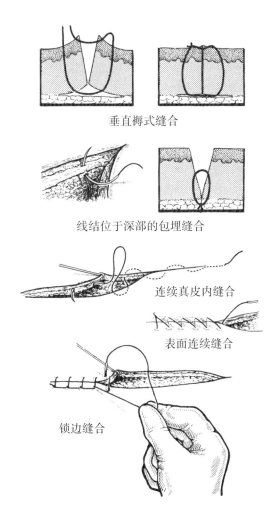

垂直褥式缝合

线结位于深部的包埋缝合

连续真皮内缝合

表面连续缝合

锁边缝合

图1.13　常用缝合类型

与皮肤全层缝合不同，外科医生使用可吸收缝线缝合真皮组织的热衷程度差别较大。临床对比发现，使用两种缝合技术得到的结果差异不大，说明常规使用分层缝合并不是必需的。当用于消除死腔和防止血肿时，采用此法缝合才是其价值所在。

使用连续真皮内缝合减少伤口张力的优点是，缝合线可以保留较长时间而皮肤表面不留任何缝合线切痕。尽管其在临床上仍被广泛使用，但要达到精准对位缝合必须以皮肤表面间断缝合作为补充。在这种情况下，切口张力由连续真皮内缝合线承受，而皮肤浅层缝线就可以在早期去除。

连续缝合

最常用的连续缝合方法是"锁边"缝合和"表面连续"缝合（图1.13）。"锁边"缝合的优点是不会"捆起"伤口，缝合后创缘对合相对整齐。而"连续"缝合很容易将皮缘捆起，就皮缘精准对位而言，无法与间断缝合比拟；但在对美容要求不高的隐蔽部位，采用连续缝合可大大节省时间。有人认为，连续缝合会"卡压"伤口边缘，阻断局部血运，伤口愈合时间延长，但这是缝线牵拉过紧的结果，而不是其固有的缺陷。

缝合材料

目前，各类缝合线多以一定工艺连接于无损伤缝针尾端。不同缝合材料的区别主要是缝线是否能被吸收、引起组织反应的程度及其临床操作特点等。

在临床操作特点方面，丝线依然是评价其他非吸收缝线性能的标准；但对许多外科医生来说，合成材料制作的缝合线，如尼龙线和聚丙烯线，因其组织反应较小，在很大程度上有取代前者之势。其操作性能虽不能与丝线媲美，但也在逐步完善。创缘适度外翻缝合、线结松紧度的控制等在使用丝线时更容易实现。丝线的组织反应相比合成类更大，但缝线去除后不再继续。多股丝线比韧性较强的单股合成线更容易无创去除。简而言之，丝线的可操作性比合成线强，更容易缝合和拆除。虽有人认为，丝线所具有的优点相比其暂时的不良组织反应而言，利大于弊，这是有争议的。虽无客观证据表明合成线的缝合效果比丝线好，但丝线在临床的使用量较前明显减少。

可吸收缝线会产生较为明显的组织反应，而且一直持续到完全被吸收为止。一般认为，羊肠线的组织反应比新的合成缝线（如薇乔、Dexon 和 PDS）更大，但这类结论需要更为深入的核实，因为组织反应程度与缝线的数量等因素密切相关。吸收速度较慢的新型合成缝线，缝线处偶尔也会出现肉芽肿，甚至脓肿，且一直伴随至缝线消失为止。当使用 6-0 羊肠线缝合婴儿唇裂一期修复切口时，依然在手术区看到少量羊肠线残留，但相比切口表面缝线早期拆除所避免的缝线切痕，它的存在似乎显得微不足道。

越来越多的人倾向于使用可吸收线真皮内缝合，可靠对合创缘真皮，目的是将伤口张力转移到该处缝线，使用或不使用非吸收缝线进行表皮间断或连续缝合。其基本原理是，组织反应的发生率和严重程度降低，缝线吸收前保持一定的减张作用，使瘢痕在低张力环境下逐渐成熟、稳定，有助于瘢痕的最小化；这些证据同样来自临床观察。

创面张力

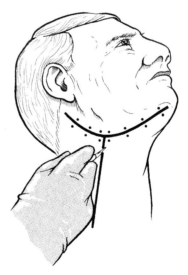

手术前在切口线两侧，用注射器针头沾亚甲蓝标记对应缝合点，避免切口因张力牵拉变形导致的进针点辨识困难。

图 1.14　切开前用亚甲蓝标记好缝合点

当伤口因张力原因发生形状变化时，缝合过程中很难将张力均匀分布到伤口两侧；用皮肤拉钩牵拉伤口两端，使伤口两侧皮肤拉紧，显露标志点，间断缝合数针定位，再去除拉钩，仔细缝合伤口。若预计到切口（尤其是曲线切口）变形程度较大时，在切开皮肤之前于切口设计线两侧用亚甲蓝标记对应缝合点（图1.14），有助于后续缝合时进针点的定位，节省缝合时间。

三点缝合法

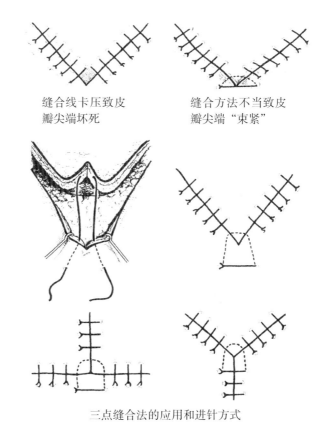

缝合线卡压致皮
瓣尖端坏死

缝合方法不当致皮
瓣尖端"束紧"

三点缝合法的应用和进针方式

三点缝合法在操作过程中须注意避免操作不当导致皮瓣尖端缺血坏死。

图1.15 三点缝合法的进针、出针要点

三角形皮瓣插入部位，皮瓣顶端很难准确缝合在合适的位置，贯穿真皮全层的过多、过密缝合，会阻断皮瓣尖端的血运，导致组织缺血坏死。在这种情况下，三点缝合法（图1.15）在确保皮瓣尖端精准对位的同时，可避免皮瓣缺血坏死。常规缝合往往会对皮瓣尖端产生卡压；因此，我们建议对此类缝合做一点小的改进，这在理论上是合理、有效的。进针时需要注意的是：在三角瓣拟插入部位的一侧创缘皮面进针，该侧真皮出针点与三角瓣真皮进针点控制在同一水平，三角瓣出针后在同一水平再次进入三角瓣拟插入部位切口的另一侧，打结不能太紧。三点缝合法理论可以扩展到两个皮瓣与伤口另一侧缝合的情形。

瘢痕长度和"猫耳朵"

椭圆形或圆形病灶切除并直接拉拢缝合后，其切口长度比手术前预计的要长得多，提前向患者解释清楚，以避免不必要的麻烦。

病灶切除后产生的弧形切口（椭圆形或圆形），缝合后为一线状切口，但较手术前病灶直径更长；另外，长宽比较小的椭圆形切口，闭合时在切口两端均有"猫耳朵"畸形产生，矫正后会进一步加大瘢痕长度。

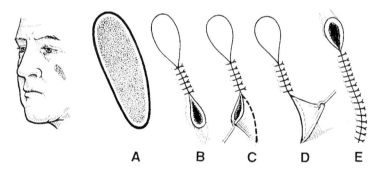

切除病变（A）后，直接闭合缺损边缘（B），直到"猫耳朵"变得明显。用拉钩牵拉"猫耳朵"顶端并向切口一侧倾斜，沿对侧切缘向"猫耳朵"畸形远端切开皮肤全层（C），适度在皮下向对侧剥离，舒展"猫耳朵"畸形处多余皮肤，基底部顺切口延长，去除多余皮肤（D），闭合伤口（E）。

图1.16 "猫耳朵"畸形的处理方法

要去除"猫耳朵"畸形（图1.16），应将切口自中间向两端缝合直至畸形明显可见。用拉钩牵拉"猫耳朵"顶端并向切口一侧倾斜，沿对侧切缘向"猫耳朵"畸形远端切开皮肤全层，在皮下向对侧适度剥离，展平"猫耳朵"畸形处多余皮肤，延长同侧切口，离断其基底部，去除多余皮肤；切口缝合后略呈弧形，其方向取决于畸形最初切开一侧，可以根据美容需求调整切口线所在位置。

　　小的"猫耳朵"畸形可以不予处理，虽然近期内局部显得较为饱满，影响外观（图1.17），随着时间的推移，会逐渐展平；但较大的畸形，需手术中进行矫正，防止恢复时间过长或无法自行恢复，给患者产生较大的心理压力。

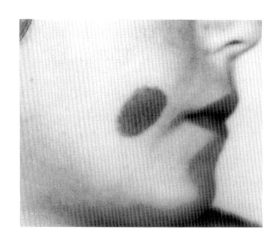

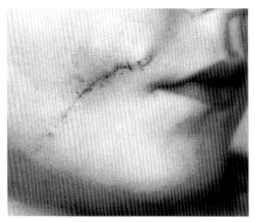

比较明显的"猫耳朵"畸形，自行恢复有一定难度，即使能够消失，也需要较长的时间。

图1.17　手术中未予矫正的"猫耳朵"畸形

血肿

手术（切口或皮瓣转移）设计或操作完美、无可挑剔，但手术中止血不彻底就可导致血肿这一并发症的发生。有些非致病菌在有血肿存在的条件下可引起切口感染，甚至形成脓液。即使不伴发感染，血肿自身的存在也会增加伤口局部的张力；随着血肿机化，增加局部瘢痕组织的形成。

一般来说，如果伤口有充足的血液供应、没有明显污染，其感染的发生几乎都可追溯为血肿继发所致。事实上，在没有血肿的情况下，伤口能承受多大程度的污染而无临床感染症状是值得认真思考的。

皮瓣转移术并发血肿的情况将在第4章中讨论。这里重点讨论其他手术伴发血肿的预防和处理。

即使再怎么小心操作，也不可能完全避免血肿的发生，接着就是怎么治疗的问题。血肿一旦确诊，医生的本能反应就是尽快将其清除；早期清除血肿尽管有时是有效的，但容易引起原出血部位再次出血。此外，打开已缝合切口的部分缝线，以便血肿通过挤压等措施能够向外排出，但要注意，这样处理很容易导致伤口进一步裂开。

这种情况的另一种处理方法是，待血肿自然液化以后用注射器将其抽出，进针点应选在远离切口处，防止进针时切断皮内缝线导致切口裂开。在这个阶段处理，再次出血和血肿复发的概率不大。这样处理的弊端是，血肿液化大概需要10天时间，在此期间，可能会继发感染。感染一旦发生，则需去除部分缝线、打开切口进行引流。如果感染不严重，且脓液稀薄，可以使用10～20 mL注射器穿刺、抽吸。

血肿的预防胜于治疗，预防其发生的主要措施为仔细、彻底地止血，避免死腔的形成。如果死腔的形成无法避免，使用负压引流是最有效的预防措施。其另一优点是通过对引流液量和性质的观察，连续检测创面渗血情况，这是压迫止血无法实现的。应该强调的是，血肿出现后使用抗生素预防感染的作用不大，因为血肿的处理是外科范畴而不是内科保守治疗。

手术后护理

手术后治疗的目的是防止血肿形成、康复休养、防止缝线切痕的形成。临床上通过清洁换药、缝线拆除时的护理以及后期的伤口支持治疗来实现。

敷料

以前，敷料加压包扎和/或创面引流是标准的治疗手段。敷料加压包扎除了防止血肿形成外，也起到固定、制动的作用，为创面快速、平稳愈合提供良好的恢复环境。随着负压引流的广泛使用，敷料加压包扎的应用明显减少，创面暴露越来越成为标准做法，必要时结合负压引流效果更为可靠。

伤口表面的敷料不影响任何分泌物的渗出，若浸渍凡士林基质，可将其轻易从伤口上移除，而不会因粘连过紧对伤口造成损伤，现有成品凡士林纱布可供临床使用。薄层纱布表面外覆纱垫或医用棉并用绷带包扎，将提供足够的压力和制动效果；在特定情况下，可用弹性绷带代替普通绷带，但应注意包扎不可过紧。

Micropore和无菌带是另一种可直接用于切口表面的黏性敷料。该类敷料具有透气、不浸渍皮肤、与切口贴合度高、揭除容易及不粘缝线、头发等优点。该类敷料有一定的黏性，贴在伤口表面后能使伤口边缘保持平整，当皮瓣尖端略高于整个伤口时使用更有优势；但是，如果黏性部分破坏，其仅仅是一种普通敷料。除了在缝合后的伤口表面使用外，还可以用来粘贴较浅且无张力的伤口，完全不需要缝合，这在幼儿裂伤的处理中较为实用。

在使用弹力绷带或黏性纸条时，应避免敷料贴附后导致皮肤表面张力过大，有两种情况比较常见：一是弹力绷带牵拉过紧；二是将黏性纸条粘贴在伤口的一边，然后用力将皮肤向伤口另一边牵拉。以上操作会在皮肤表面产生类似皮炎的反应。遇到这种问题的病人经常将其错误地描述为对敷料过敏。

当伤口暴露时，最好清理干净切口表面血迹，直到覆盖伤口的纤维蛋白凝块变硬变干。缝线处微红等反应并不少见，缝线去除后就会消失，对最终愈合效果似乎不产生多大影响。这种反应的严重程度似乎与特定患者及患者面部特定区域的皮脂腺功能相关。将氯霉素眼膏均匀地涂抹于切口表面可显著抑制或消除这种反应；它还有一个附带的优点，就是软化缝线周围的分泌物，使其易于清除，并缩短它们的清除时间。氯霉素在阳光下很少分解，在这种情况下，其他软膏如莫匹罗星等可作为替代品。

去除缝线

根据不同部位和不同情况，确定一个固定的时间去除缝线，操作起来相对简单、方便，但这种做法是非常错误的。拆线的时间原则上是在确保安全的前提下尽早拆除；而判断是否安全，取决于很多因素——张力大小、切口部位、缝线类型等，要制定一个严谨、实用、易于操作的标准几乎是不可能的。何时可以安全地拆除缝线在很大程度上有赖于临床经验。

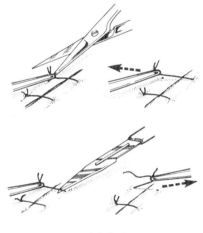

正确方法

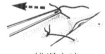

错误方法

图示为虹膜剪刀和11号刀片的使用方法。正确去除缝线，将缝线拉向伤口；错误去除缝线，将缝线拉离伤口，会增加伤口的张力，并容易导致裂开。

图1.18　缝线去除示例

拆除缝线时（图 1.18）一定要清楚：伤口的抗拉能力较弱，轻轻牵拉就可能裂开。通常，缝线越细，越需要小心处理；安全去除缝线的前提条件是，光线充足、剪刀锋利、镊子夹持牢靠。缝线去除的技术与其他外科没有根本的不同，除了轻柔有度，缝线剪断后必须朝伤口方向牵拉，而不是远离伤口。和缝合时一样，去除缝线时，操作者肘部一定要支撑稳当，依靠腕部和手指的动作进行操作，这样动作平稳而不颤动。另外，病人也要取其舒适的体位，这样缝线才能静止不动，便于操作。

剪刀不总是锋利的，也不总是剪在它应该剪的位置；此时，三角状、尖头的 11 号手术刀片是剪刀的绝佳替代品（图 1.18）。在操作困难的情况下，锋利的刀片更易切断缝线，对伤口的干扰比剪刀更小。

伤口的后续支持治疗

早期去除缝线使伤口抗张能力下降，而无法预知的张力增加可能会导致伤口裂开。因此，在缝线去除后的一周内，要妥善保护伤口，而 Micropore 皮肤黏性条在这一方面有无可替代的作用；除此之外，很少有其他可行的方法。事实上，通过延长切口支持治疗的时间，来防止后续的瘢痕增宽几乎起不到预期效果。

2

Z 成形术

Z 成形术是将两个三角形皮瓣交叉移位而形成的手术方式。这一名称源自皮瓣设计成形后，其三条边组成的形状与字母"Z"相同而来。Z 成形术有几个方面的作用（图2.1）；其中的两个方面，在临床上的使用较为密切：

1. Z 形皮瓣共用边方向的长度增加；
2. Z 形皮瓣共用边的方向发生了改变。

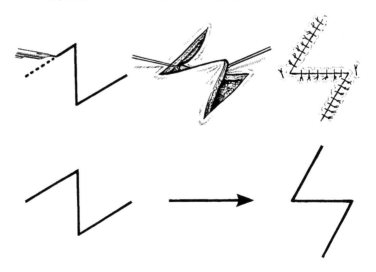

皮瓣设计完成后与字母Z相同，两瓣交错移位后共用边方向改变、长度增加。

图2.1　Z 成形术示意图

这些效果的探索利用，使Z成形术成为一个极其有用的手术方式。以下三种情况是其最大的价值所在：利用Z形皮瓣共用边长度的增加，矫正瘢痕挛缩畸形；利用Z形皮瓣共用边方向的改变，在面部瘢痕治疗中调整切口方向，尽可能使瘢痕隐蔽，并防止直线瘢痕挛缩；在某些择期或急诊手术，特别是手部手术，防止瘢痕挛缩。后者将在第11章中讨论。

皮瓣转移后其共用边的长度和方向均发生了变化，但在特定的患者身上，手术医生关心的只是其中一个变化；而与其伴随的另外一个变化对不同患者而言，利弊就不能一概而论了。

理论基础

Z成形术最初用于矫正瘢痕挛缩畸形；以此为背景，其理论基础就更容易理解。

基本操作要领

当Z成形术用于矫正瘢痕挛缩时，共用边（即Z形皮瓣中间的边）应与挛缩瘢痕方向一致。Z形皮瓣各边夹角的度数为60°，这是根据临床经验得到的折中值。选择这一角度的原因和改变角度大小的影响，将在后面讨论；但在本章讨论中使用的角度是60°。

这样设计的两个三角形皮瓣，交叉移位后形成一个平行四边形，该四边形的短对角线在挛缩瘢痕线上，长对角线与之垂直。方便起见，将这两条线分别称为"收缩对角线和横向对角线"（图2.2）。

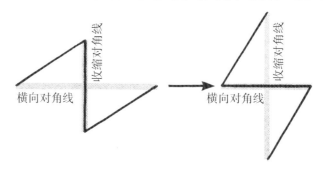

Z形皮瓣交叉移位后收缩对角线延长，横向对角线缩短。

图2.2 Z形皮瓣交叉移位后手术效果的产生原理

为便于理解Z成形术用于瘢痕挛缩矫正时产生的一系列现象，一定要明白Z成形术中共用边与瘢痕挛缩线重叠，此处亦是张力最为明显的地方。当交叉的两个三角形皮瓣掀起后，瘢痕内起牵拉作用的纤维组织束断裂，导致挛缩的牵拉力量消失，平行四边形的形状发生改变，两个三角形皮瓣相互移位，收缩对角线变长，横向对角线变短（图2.3）。

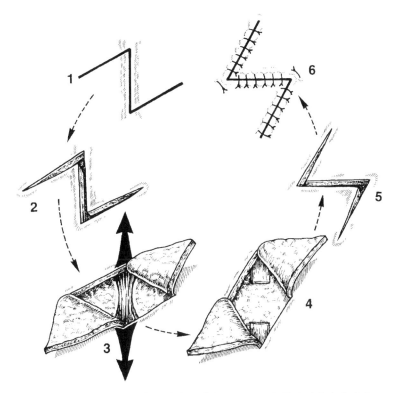

挛缩瘢痕离断（图中为单挛缩带）后，Z形皮瓣的形状发生改变，收缩对角线延长和横向对角线缩短。

图2.3 Z成形术的操作步骤

值得注意的是，在正确使用Z成形术矫正线性瘢痕挛缩时，并不是外科医生强行移位Z形皮瓣；随着平行四边形形状的改变，皮瓣移位是自然发生的，对角线的延长和缩短是同样的道理。

长度的变化是：移位后的收缩对角线长度等于移位前的横向对角线长度。收缩对角线的延长是以牺牲横向对角线长度为代价的，横向对角线的缩短与收缩对角线的延长距离相等。

通俗地讲，皮肤某个方向长度的增加是通过减少其垂直方向的皮肤来实现的；比如，通过缩短横向对角线来延长收缩对角线。两条对角线的长度差就是实际的延长量和缩短量。

外科医生一般关注的是延长而不是缩短；但更为重要的是，只有顺利完成Z成形术后才能认识到，没有横向距离的缩短就不可能实现纵向距离的延长。简单来讲，除非横向有松弛的皮肤可用，且在数量上等于Z形皮瓣两轴之间的长度差，否则，该术式无法成功完成。

皮瓣制作中的变量

由于两个三角皮瓣交叉移位后必须很好地相互贴合；因此，Z形皮瓣的各边长度、各角度一定要相等。实际操作中的确存在变化的因素（变量）是角度和边长，而其变化所产生的影响，解释了不同情况下皮瓣设计不同的原因。

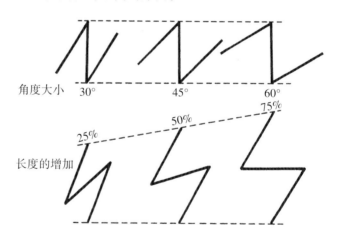

角度大小　　30°　　　45°　　　60°

长度的增加　　25%　　50%　　75%

Z形皮瓣共用边方向长度的增加量，在一定范围内随着角度的增加而增加。

图2.4　Z形皮瓣角度不同，其长度的增加量亦不相同

角度的大小。一旦Z形皮瓣的边长确定，皮瓣移位后其长度的预期增加量由角度的大小决定，长度随角度大小的增加而增加。角度为30°时，理论上增加原长度的25%；角度为45°时，增加原长度的50%；角度为60°时，增加原长度的75%（图2.4）。这是理论上的增加量，临床操作中不可能严格、准确地与之完全契合，

尽管有皮肤延展性变化、已有瘢痕等因素的影响，其手术后效果还是非常理想的。手术中实际延长的量一般略小于理论上能够延长的数值。

在瘢痕挛缩畸形的矫正中，Z成形术的目标就是最大限度地延长收缩对角线。皮瓣角度缩小到60°以下时，收缩对角线长度的增加将不能满足临床需求，因为更小的角度会减少长度的增加量，并将减少皮瓣远端的血液供应。

皮瓣角度大于60°时，收缩对角线的长度也随之增加，但也使横向对角线的缩短幅度增加。组织横向缩短的量不是无限的，临床操作中发现，当皮瓣角度大于60°时，由于周围组织产生的张力过大，皮瓣不能像预期的那样转移到预定的位置。因此，60°是皮瓣角度的折中数值。

皮瓣边长。将Z形皮瓣的角度常规确定为60°时，皮瓣边长就成了主要变量。两侧可利用组织的量决定了实际边长的长度——组织量大时可以形成较大的Z形瓣，组织量小时也相应限制了Z形瓣的大小。

单Z成形术和连续多Z成形术

连续多Z成形术是在寻求不影响收缩对角线延长量的前提下尽可能减少垂直对角线缩短幅度的过程中发展起来的。由于其显著的优点，连续多Z成形术在许多临床工作中已经取代了单Z成形术。

在Z成形术中，一个大Z实际上涵盖了整个挛缩瘢痕的长度；在连续多Z成形术中，一个挛缩瘢痕被视为多节段，在每个节段上分别设计一个小的Z形皮瓣。

通过一个具体的例子可以更好地理解两种Z成形术之间的区别。以延长2 cm的距离为准，设计单Z形皮瓣；同时，在相同挛缩瘢痕表面设计4个小的Z形皮瓣，每个瓣的大小相当于单Z形皮瓣的四分之一，将延长和缩短的数值进行对比（图2.5）。

单Z成形术中收缩对角线延长2 cm，同时垂直对角线缩短2 cm。

在连续多Z成形术中，每个皮瓣的收缩对角线延长0.5 cm，垂直对角线缩短0.5 cm。但是，收缩对角线的延长距离叠加在一起，

4个瓣总共能够延长2 cm，而垂直对角线的缩短量依然是0.5 cm。

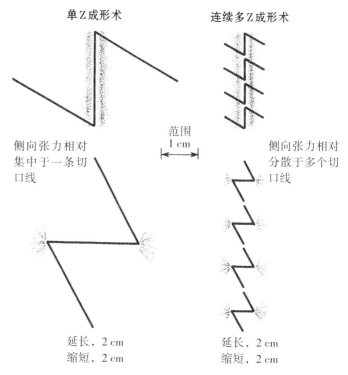

横向张力在单Z成形术中集中在一个横向切口，而连续多Z成形术将其分散到多个横向切口上。

图2.5 单Z成形术和连续多Z成形术对收缩对角线延长和横向对角线缩短距离的比较

因此，通过使用连续多Z成形术，每个皮瓣的收缩对角线延长距离是相同的，但垂直对角线的缩短已大大减少。临床上较为常见的情况是，在Z成形术设计过程中发现，垂直对角线可轻松承受0.5 cm的缩短距离，但2 cm显然无法接受；在这种情况下，连续多Z成形术显然是更好的备选方案。

从单Z成形术到连续多Z成形术的变化也改变了横向张力的存在特点。横向张力在单Z成形术中集中在唯一的横向切口线上，而在连续多Z成形术中分散到多切口线上，且张力大幅度减小。从对血液循环影响的角度来看，这种差异有明显的优势。

与单Z成形术相似，在连续多Z成形术中，可能无法实现其理论延长距离。这除了局部瘢痕等因素的影响之外，从一个Z过渡到下一个 Z 的过程中，往往会损失部分长度。然而，两者比较可见，连续多 Z 成形术的优势仍然明显。

皮瓣的血液供应

Z 成形术最常见的并发症是皮瓣尖端坏死，手术前局部皮肤有瘢痕存在时更容易发生；尤其是，当皮瓣必须做得很薄时其风险更大，例如手指的 Dupuytren's 挛缩，在第 11 章中有更详细的讨论。在手术的各个阶段都要小心谨慎，防止皮瓣缺血坏死——保证皮瓣有最大的血液供应，避免有害张力的形成。

提供最大的血液供应量。避免将皮瓣尖端设计得过窄；去除皮瓣过多的脂肪组织，修薄皮瓣，减轻氧耗负担；避免将瘢痕设计在皮瓣蒂部等。上述措施有助于保证皮瓣血供。在不影响皮瓣尖端角度大小的情况下，将尖端形状稍作改良即可使其宽度增加（图 2.6）。理想厚度的皮瓣制作可参考第 1 章所述的皮下潜行剥离平面。

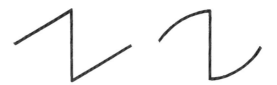

标准的皮瓣形态   为了增加皮瓣尖端的宽度而改良的皮瓣形态

将皮瓣尖端形状略作改良可增加其血液供应。

图 2.6 改良的 Z 形皮瓣

避免张力过大。易位皮瓣的张力，特别是当挛缩瘢痕不适合单 Z 成形术时很难避免。实际上它的出现存在其必然性。单 Z 成形术的张力主要集中在横向切口线上，再加上皮瓣相对较大，更容易出现这一问题。连续多 Z 成形术的皮瓣相对较小，张力不大；因为连续多 Z 成形本身就能减少并分散横向张力，因此可使周围组织张力最小化，从而最大限度地减少对血液循环的影响。

临床应用

Z成形术常用于不同的临床情况，其中一些手术的理论基础不是很清楚，但在对皮瓣易位所发生的变化分析中，都能够解释这种变化在延长、缩短和共用边方向的改变等方面的影响。

挛缩瘢痕中的应用

理论上讲，Z成形术在挛缩瘢痕较窄、周围组织松弛的情况下使用效果最好。烧伤后挛缩瘢痕的周围组织没有松弛的皮肤可用，这就是为什么此类瘢痕挛缩很少能以单Z成形术或连续多Z成形术完全纠正的原因。烧伤瘢痕的收缩在各个方向都存在，虽然在临床上只表现为个别部位的挛缩畸形，实际上，每个轴线方向的皮肤量都有不足，临床所见的挛缩畸形只是最为明显的部位而已；横向轴线同样很短，不能进一步缩短至Z成形术中所必需的程度。

最为理想的情况是，单Z成形术的共用边可覆盖挛缩瘢痕的全长，但这要求其两侧皮肤软组织足够松弛，能够满足皮瓣转移的需求。这一问题在四肢尤为突出，因为这些部位可以利用的组织弥散分布于四肢长轴，而不是集中在某一点。正如上文讨论的一样，这种情况最佳的解决方案是采用连续多Z成形术而不是单Z成形术，减少对挛缩瘢痕侧面组织的需求，以减小横向轴线的张力（图2.5）。

衡量Z成形术的设计和操作是否规范的标准是挛缩瘢痕松解后皮瓣的移位情况。好的Z成形术是皮瓣掀起后能自动移动至预期部位；但是要让它们恢复到伤前的位置应该很难。

单Z成形术或连续多Z成形术矫正弓弦形瘢痕挛缩畸形的效果非常理想；但如果挛缩瘢痕更加宽大，效果就没那么令人满意了。这时就需要重新评估Z成形术是否可行，或者通过游离皮片移植或远位皮瓣转移的方式进行矫正。挛缩瘢痕周围的皮肤情况是手术方案选择的决定因素；想要矫正挛缩畸形，横向轴线必须有松弛可用的皮肤组织，如果没有（图2.7）就无法通过该术式进行矫正。

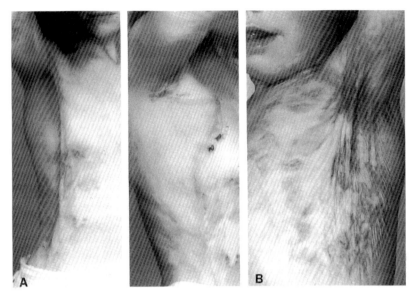

　　狭窄的腋窝挛缩瘢痕（A），适合Z成形术矫正；宽大的腋窝挛缩瘢痕(B)，不是Z成形术的适应症，而需进行皮片移植。

图2.7　Z成形术的适应症

Z成形术的设计（图2.8,2.9）

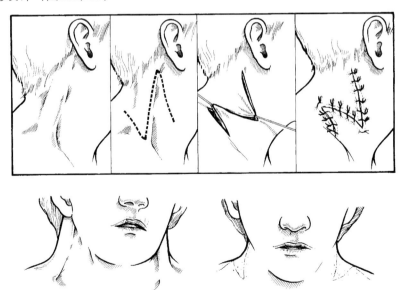

　　周围软组织健康且移动性较大时可采用单Z成形术矫正瘢痕挛缩畸形。

图2.8　Z成形术矫正Turner's综合征所致的蹼颈

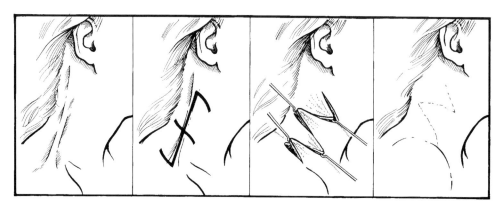

挛缩瘢痕周围软组织移动度较小时，宜采用连续多Z成形术。

图2.9　连续多Z成形术矫正颈部烧伤后瘢痕挛缩

整个手术过程的难点是确定皮瓣位置。在挛缩瘢痕两侧各画一个等边三角形（见图11.6），然后从得到的平行四边形中选择更合适的两组切口线。如果两者都没有明显的优势，则任选其中之一。

皮瓣选择时要综合考虑以下因素：

1.以血供较好的皮瓣为佳，尤其要避免使用基底部有瘢痕的皮瓣。

2.皮瓣转移形成的继发缺损所遗留的线性瘢痕，从美学角度来看要更加隐蔽，对外观影响最小。在这种情况下，选择切口应考虑的因素已经在第1章中进行了讨论。

3.皮瓣位置和周围皮肤情况决定了最佳的皮瓣选择方案。

皮肤组织有瘢痕形成时缺乏正常的弹性，皮瓣转移时手术的可操作性降低。皮肤表面有瘢痕时，皮瓣应设计得比正常情况下略大一些，否则，缝合时会发现皮瓣偏小。

通常情况下，Z成形术中两个皮瓣的角度是相等的；但也有例外。瘢痕的存在可能会限制皮瓣的角度，此时两个皮瓣的角度就会有所不同，其延长距离等于两个皮瓣角度各自理论延长量的平均数。事实上，如果将任一Z成形术的完整四边形绘制出来，包括收缩对角线和横向对角线，那么横向对角线的长度即为皮瓣移位后能够达到的实际距离。

连续多Z成形术

在设计连续多Z成形术时，收缩线可被视为一系列的收缩片段，在每个收缩片段上制作一个小的Z形皮瓣，形成的Z形皮瓣相互独立且相互连续；但在实际操作中，常将其设计为连续多Z成形术（图2.10）。在这种情况下，多个Z形皮瓣不是孤立的，而是被设计成一个连续的系列，挛缩瘢痕全长作为各Z形皮瓣的共用边，其两侧为各个Z形皮瓣的另外一边（图11.7）。理论上，除共用边外，各Z成形的另外一边可相互平行或略有倾斜。特定部位的瘢痕可能会对皮瓣的制作产生影响，在这种情况下对个别皮瓣的侧边略行调整，避开瘢痕或使其对皮瓣成活的影响降至最低，这时皮瓣侧边就相互倾斜了，但相互平行的侧边可使皮瓣在无任何形态改变的情况下轻松移位；也避免了宽尖窄蒂状皮瓣的形成，这从血液循环角度来看是不可取的。

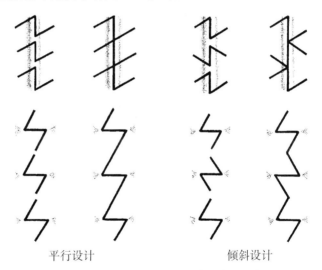

平行设计　　　　　　　　　倾斜设计

连续多Z成形术由一系列间断的小的Z成形术演变为平行型和倾斜型

图2.10　连续多Z成形术的设计

是否必须采用连续多Z成形术，很大程度上取决于弓弦状瘢痕的深度。不建议将Z成形的侧边过多地延伸到弓弦状瘢痕基底之外的区域，如果制作单Z成形，其侧边会延伸到邻近的正常皮肤组织，如果皮肤有绷紧的倾向，连续多Z成形术则更加安全、更加有效（图2.9）。

在面部瘢痕中的应用

　　面部瘢痕与切口选择线越接近，在美学角度上就越容易被接受，而原本较为令人满意的瘢痕偏离切口选择线超过30°时，就不一定能被接受。当Z成形术用于改善瘢痕外观时，其作用通常是切除原有瘢痕并改变后期瘢痕方向，即Z形皮瓣共用边的方向，目的是通过手术，尽可能将其置于切口选择线上。

　　要将Z成形皮瓣的共用边准确地移位，使其大小、位置、方向均完全符合要求，取决于两个因素：首先，如果Z成形术的切口终止于拟定的垂直对角线上，皮瓣移位后Z形皮瓣的共用边将位于手术前设计的位置（图2.11）。其次，Z成形各边的长度相等。

　　将Z成形术的设计作为正式手术的第一步，一定要足够重视；切开皮肤之前，一定要用亚甲蓝在手术区标记好切口线。画图比文字更容易表达清楚手术步骤（图2.11、图2.12）。

　　（1）标记瘢痕边缘；（2）确定Z成形术后的共用边，并做标记，位置最好在切口选择线上；（3）在瘢痕表面标记出与Z成形共用边（其长度决定了Z形皮瓣的大小）等长的距离，平均分配至Z成形术后共用边的两侧；（4）该标记线末端与Z形皮瓣手术后共用边之间以弧线连接，两线长度尽可能相等；（5）Z成形术设计完毕。（6）事实上，弧线与选择线相连，就意味着皮瓣易位后拟定共用边能按预期进入相应的位置，不论方向如何。

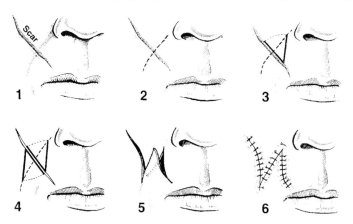

Z形皮瓣转移完成后，其共用边进入预先设计的位置，本图中为鼻唇沟方向。

图2.11　Z成形术的设计

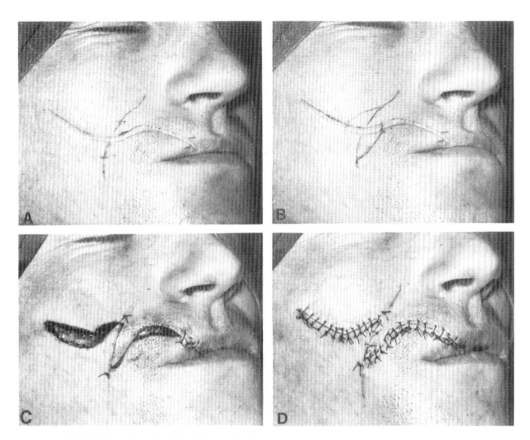

A 标记瘢痕轮廓和 Z 成形术后共用边——鼻唇沟。

B Z 成形术的各边、各线长度相等，每条弧线终止于共用边。

C 瘢痕切除和 Z 形皮瓣易位。

D Z 形皮瓣的共用边放置于预定的选择线上，手术完成。

图 2.12　按图 2.11 所示方案矫正横跨鼻唇沟的瘢痕畸形

　　改变手术后共用边的倾斜度会改变 Z 形皮瓣角度的大小。增大倾斜度减小皮瓣角度，缩小倾斜度则增加皮瓣角度；最大到 60°时，共用边垂直于瘢痕线。

　　共用边偏离垂直线时，皮瓣变窄，其尖端的血液供应较少。面部皮肤血供丰富，相较其他部位而言，皮瓣可做得更窄；但即使是在面部，其狭窄程度也是有限度的。35°是可以安全使用的极限；即便如此，皮瓣尖端附近缝合时也应小心谨慎（图 2.13）。所幸的是，在皮瓣边缘切开之前，可以测量角度大小，防止过窄。

对于面部较长的直线瘢痕，需要采用多Z成形术来将其打断，防止挛缩畸形。瘢痕形状不一定总是直线，在瘢痕的不同部位，其走行方向是不同的。每个Z成形的倾斜度不同，必须严格独立地设计。其效果是将单一的线性瘢痕转变为一系列较小的瘢痕，这些瘢痕由位于选择线上的皮瓣垂直边相互连接，而将选择线置于皮肤皱纹线处是比较理想的设计。即使在最差的情况下，几个小的瘢痕也没有一个长瘢痕那么明显。我们还发现，大Z成形术的效果不如小Z成形术好。因此，在设计时，垂直边的长度宜小不宜大（图2.13）。

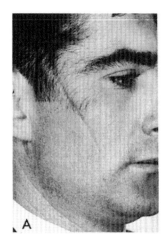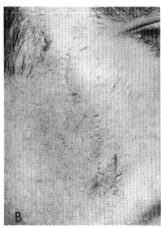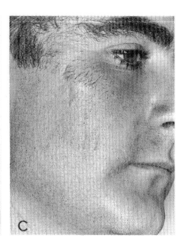

每一个Z形皮瓣单独设计，将其垂直边置于局部切口选择线上。

图2.13　连续多Z成形术矫正面部直线瘢痕畸形

用连续多Z成形术矫正面部直线瘢痕时，其长度也会增加，具体表现为，从一个Z到下一个Z的过渡中皮瓣会相互重叠。这时需要切除皮瓣的重叠部分，以减少整体长度的增加。

病人的选择

是否采用Z成形术来矫正特定的面部瘢痕是一个极其困难的选择。无论是否采用Z成形术，瘢痕畸形的矫正一般都要推迟到稳定且外观不再有大的改变时进行。瘢痕矫正，不管采用单Z成形术还是多Z成形术，都会显著增加伤口的长度；因此，不论外科医生还是患者，往往都对早期的手术效果感到失望。只有当瘢痕趋于稳定再次软化后手术效果才会慢慢变好。

让患者回顾一下原瘢痕的演变过程可能有助于做出决定。若原始瘢痕有任何增生的迹象，都应慎重进行手术矫正，更不用说采用Z成形术了。皱纹明显的病人比无皱纹的病人效果更好，特别是当瘢痕稳定、变白与周围肤色相近时。皮肤紧致、无皱纹的成年人应谨慎手术。

已经软化但肤色比正常皮肤发红的瘢痕不适宜进行手术。因为每个垂直边和瘢痕的其他部分一样保持红色，其最终的手术效果可能只是一个更长的红色瘢痕，其位置虽在切口选择线上，但并没实现使其隐蔽的目的。这种情况最常见于所谓"凯尔特皮肤"（皮肤白皙）的病人。

使用Z成形术矫正面部瘢痕时相对保守的方法是，将其适应症局限于切口选择线比较明确的部位，如鼻唇沟等部位。

不建议使用Z成形术矫正儿童面部瘢痕。在任何情况下，儿童瘢痕矫正的最终效果普遍不是很理想；另一个原因是他们的皮肤紧致，没有皱纹掩盖瘢痕。

条索状瘢痕中的应用

当瘢痕跨过某个凹陷部位时，沿着长轴方向的收缩力往往会产生脊状或条索状瘢痕，与凹陷部位相连。这种瘢痕与直线挛缩瘢痕有相似之处，解决方案同样是使用Z成形术（图2.14）。

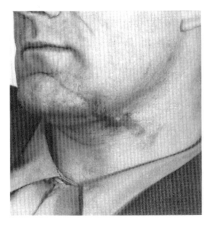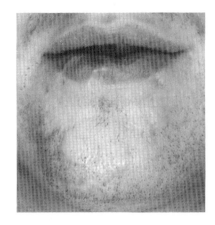

Z成形术用于矫正跨越颏颈部凹陷区域的条索状瘢痕。

图2.14 Z成形术在条索状瘢痕中的应用

条索状瘢痕的矫正就是增加瘢痕的长度、减小瘢痕长轴方向的张力，使其可以顺着凹陷部位的表面形态走行；但是也必须缩短瘢痕一侧凹陷处皮肤至条索状瘢痕上缘并从该处下降至瘢痕另一侧皮肤间的距离。两个轴线之间相互垂直，若将其视为Z成形术的两个轴线，则皮瓣易位引起的瘢痕长度增加减小瘢痕表面的张力，使其与局部凹陷形态贴合；而另一轴向距离的缩短将把条索状瘢痕拉低至凹陷处皮肤表面水平（图2.15）。

当条索状瘢痕短而局部凹陷较深时，单Z成形术皮瓣易位后产生的瘢痕长度增加与垂直于瘢痕的轴向距离缩短相匹配，这时，沿瘢痕长轴设计的单Z成形术（图2.15（1））更为有效。

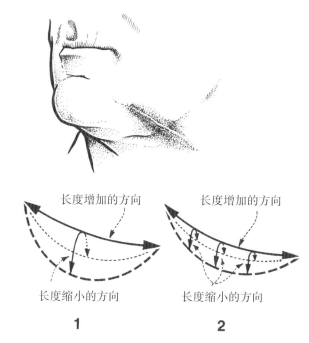

（1）单Z成形术矫正深而短的条索状瘢痕的原理；（2）连续多Z成形术在矫正条索状瘢痕中的原理。

图2.15 Z成形术在条索状瘢痕畸形中的应用

对于略高出体表凹陷部位但相对较长的条索状瘢痕，其长轴方向需要延长的距离较大，充分松解后才能使其与体表凹陷部位齐平；与长轴方向需要延长的距离相比，垂直于瘢痕长轴方向的缩短量要小得多，但需沿着瘢痕长轴多次重复。在这种情况下，可以采用连续多Z成形术（图2.15（2））。设计连续多Z成形术时，需根据桥状瘢痕的位置，将Z形皮瓣术后的垂直边放置于切口选择线上，这也增加了皮瓣设计的复杂性。但只要记住图2.12所示的设计方案，每个Z成形的垂直边都可以单独进入预定位置，手术难度的增加亦在可以接受的范围内。

弯曲瘢痕中的应用

皮肤撕脱原位缝合后产生的"活板门"样畸形，处理起来较为棘手。伤口边缘瘢痕组织收缩，导致弧形伤口凹面的组织增厚。伤口愈合后出现的畸形外观，可能会被误认为是切口缝合失误造成的，但瘢痕切除、组织修薄、再精心缝合后，仅仅几周内依然恢复至初始状态（图2.16）。

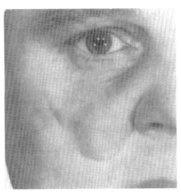

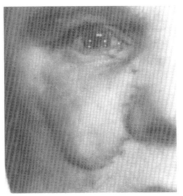

单纯切除、缝合后复发。

图2.16 颊部"活板门"瘢痕

手术矫正"活板门"畸形的最大困难在于确定其皮下组织内

瘢痕的范围，畸形区域下方的收缩力均由其产生。通常情况下，采用Z成形术延长瘢痕边缘，并修薄皮下组织、切断皮下瘢痕，可取得较为理想的手术效果。与桥状瘢痕的矫正方法一样，尽可能将Z成形皮瓣的手术后垂直边放置在切口选择线上；对于弯曲瘢痕，要想从各个角度获得最佳效果，Z成形术的设计难度就相应增大；要想得心应手地进行操作，需要丰富的临床经验（图2.17）。然而，即使有一定的经验积累，最终也不一定能取得令人满意的效果。

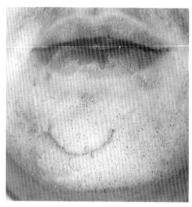

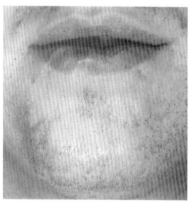

行瘢痕切除+Z成形术后明显改善。

图2.17 颏部"活板门"瘢痕

弯曲瘢痕畸形的矫正，可能会有细微的差别；比如，"逗号形"瘢痕切除后，切口两边的长度不等，错位缝合可部分解决这一问题，但两侧长度差异较大时效果有限；若合并使用Z成形术可进一步提高缝合效果（图2.18）。

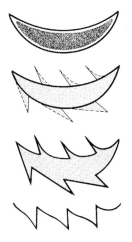

　　切口两侧长度不相等时，将Z形皮瓣适当调整，使手术后切口两侧长度相等。

图2.18　Z成形术矫正弯曲瘢痕畸形

在骑跨状瘢痕中的应用

　　当瘢痕一侧的组织隆起，有骑跨于另一侧上方的趋势时，在切除瘢痕后，通过单个或连续多Z成形可使瘢痕两侧过渡更为流畅（图2.19），设计时注意切口选择线的使用。

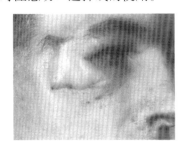

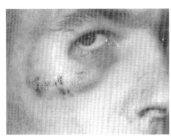

　　采用皮瓣修薄+Z成形术，可使皮瓣与周边组织过渡更为流畅。

图2.19　弯曲瘢痕畸形矫正真实案例

3

游离皮片移植

游离皮片移植（图3.1）分为两类：

1. 由表皮和真皮全层组成的全厚皮片移植。

2. 由表皮和不同比例的真皮层组成的断层皮片移植。根据真皮的厚度分为薄、中、厚三种类型。

以上不同类型的皮片并不是互无关系的。

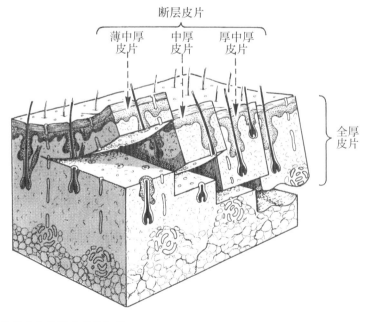

显示不同类型皮片的厚度及其组成。

图3.1　不同类型皮片示意图

从全厚皮片到仅比表皮略厚的薄层皮片，只是在厚度不断减少的过程中提供了较为便利的参考数值。临床应用中的真正区别在于全厚皮片移植和断层皮片移植。全厚皮片是用手术刀切取的；而无论厚度如何，断层皮片切取通常需要借助特殊的工具。

全厚皮片切取后供区再无任何表皮和真皮成分；断层皮片切取后有毛囊、皮脂腺和/或汗腺等附件残体遗留，成为供区再上皮化的重要组织来源。因此，断层皮片供区的自行愈合过程，除了普通的伤口清洁换药外，不需要其他护理；全厚皮片的供区必须通过缝合来闭合切口；如果面积太大，可以用断层皮片移植覆盖，因此限制了在临床实际操作中可以切取的全厚皮片面积；因此，大面积缺损采用断层皮片移植；全厚皮片移植仅限于较小的皮肤缺损。

全厚皮片移植后各项性能指标相对稳定；而断层皮片在一定程度上取决于所含真皮成分的厚度，较厚的断层皮片性能指标接近全厚皮片的性能指标。

全厚皮片的使用不像断层皮片那样广泛，皮片移植若要成功，创基条件必须处于最佳状态。

全厚皮片移植后几乎保持原来的大小；而断层皮片移植后容易收缩，特别是屈曲部位更易发生。一般来讲，皮片越薄，继发收缩越多。皮片的稳定性取决于真皮；皮片越厚对外来损伤的耐受性更好。

在从供区切取到移植到创面的整个过程中，皮片与身体完全分离。离体皮片在一定时间内仍然保持活性，最长保存时间取决于保存温度（见第3章）。若要长期存活，必须从受床重新获得血液供应。皮片黏附于受床并重新建立血运的过程统称为成活。

成活过程

最初，皮片通过纤维蛋白黏附在受床上；但48 h内纤维蛋白开始降解。同时，受床毛细血管发芽并与皮片肉面毛细血管网连接（图3.2）。皮片移植后第三天，这种连接就已经基本完成，临床上表现为皮片肤色呈粉红色。通过成纤维细胞增殖和胶原沉积取代纤维蛋白，皮片与受床的黏附强度进一步增加，手术后4天内形成相对有力的锚定，若精心护理，皮片可承受轻柔触碰等外力作用。再后建立淋巴循环，神经支配是最后重建的，皮片成活后包括循环在内的各个方面并非一成不变，而是在不断完善。

以上过程中，与临床关系最为密切的是血管形成和纤维组织固定。其速度和效果与受床质量（血供、清洁程度等）和皮片特点（厚薄等）以及皮片移植条件有关。

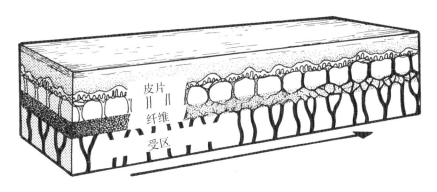

皮片移植早期通过纤维蛋白黏附受床，从受床长出的毛细血管进入纤维蛋白层，与移植皮片内毛细血管网连接，成纤维细胞进入纤维蛋白凝块，将最初的纤维蛋白黏附转化为纤维组织连接。

图3.2　皮片移植后的成活过程

受床

皮片所在受床必须能够提供必要的初始纤维蛋白黏附和足够丰富的血液供应来促进移植物的血管生成。血管化是通过毛细血管芽的生长来实现的，生长越快、越密集，越利于皮片存活。毛细血管生长也是肉芽组织形成的关键因素，同样，毛细血管生长的速度和密度也决定了这一阶段的最终效果。毛细血管生长是这两个阶段必不可少的部分，由此形成的肉芽组织状态是判断皮片移植时机的关键。受床准备情况不同，手术时机亦有差异：受床部位没有形成肉芽组织时不能进行皮片移植（图3.3）。而肉芽生长速度快，且外观鲜红、无水肿、苍白是皮片移植的最佳时机；肉芽形成速度较慢时宜暂缓手术。

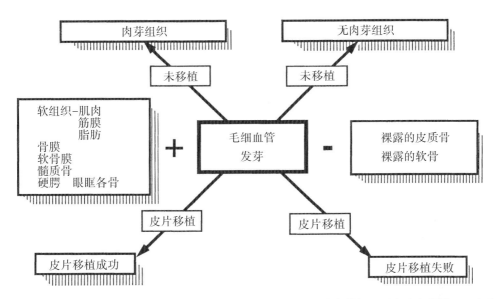

创面肉芽组织形成速度较快时适宜进行皮片移植；反之，如果肉芽组织形成速度较慢，不宜进行皮片移植。

图3.3 毛细血管生长能力决定了组织表面肉芽组织的形成及适宜进行皮片移植的能力

肌肉和筋膜表面适合皮片移植，但脂肪表面移植的难易程度因部位而异。在脸上，脂肪血供丰富，皮片易于成活；其他部位，因血供相对较差，皮片移植难度亦相应增加。有软骨膜覆盖的软骨、骨膜覆盖的骨骼和被腱膜覆盖的肌腱，皮片移植易于成活。裸露的软骨和肌腱表面不能进行皮片移植；即使缺损面积很小，周围组织的血液供应亦不足以为皮片血管化提供支撑、覆盖缺损。

因各部位骨骼的特点不同，能否进行皮片移植需要更为仔细地考虑。裸露的皮质骨，如颅骨外板或胫骨皮下组织覆盖区等，血供匮乏，受床表面很难形成适宜皮片移植的肉芽组织。相比之下，硬腭和眶骨表面可进行皮片移植。颅骨外板移除后，板障部分血供丰富亦可进行皮片移植。不管哪种情况，皮片移植的难易程度与肉芽组织形成的速度和效果是一致的。

适合皮片移植的受床表面都有纤维蛋白原和将其转化为足够数量的纤维蛋白酶，以提供移植皮片依附于受床所必需的黏附力；除非局部有破坏纤维蛋白的微生物存在，如能合成并分泌纤维蛋白溶解酶的化脓性链球菌。这种情况一般在肉芽创面植皮时比较多见，本章将会进行讨论。

皮片成活有赖于受床血供的最好证明是辐射对血管的影响。虽然在没有放射性损伤的情况下，常规皮片移植成功的难度不大，但对于有放射性损伤的部位，皮片成功移植的概率不是很大。

移植

移植皮片的厚度和其来源部位皮肤的血管分布都有不同；每个因素都会影响其血管化速度和成活的难易程度。皮片厚度主要与其真皮部分的厚度有关，而真皮部分的厚度对移植皮片的血管化影响较大；真皮深层的血管相对较少，皮片较厚时显露的毛细血管数少于较薄的移植皮片，而全厚皮片的深层血管更是少之又少。皮片越厚，血管化越慢；而薄的皮片普遍比厚的更容易成活。要使最厚的皮片成活，受床条件必须无限接近理想状态。以上所述，适用于头、颈部以外部位（如腹部、大腿、手臂、臀部等）获取的皮片。头、颈部常用供皮区都有丰富的血液供应，这些部位来源的全厚皮片，其血管分布要比其他部位的薄层皮片更为密集。

皮片成活的条件

快速血管化是至关重要的。为了与移植皮片内血管网有效连接，受床毛细血管芽需要经过的距离越短越好。因此，移植皮片要尽可能地与受床表面接触紧密。最常见的分离原因是受床出血，血肿形成，阻碍了外向生长的毛细血管芽与移植皮片血管网间的连接（图3.4）。

皮片移植后必须可靠地固定在受床上，直至彼此牢固贴合。特别是，早期纤维蛋白黏附转化为更为牢靠的纤维组织锚定之前，应避免移植皮片来回滑动、产生阻止毛细血管连接的剪切力（图3.4）。

总之，如果受床毛细血管芽生长快速、密集，使移植皮片快速血管化，如果没有不利于皮片成活的病原体存留，则移植皮片和受床间紧密而可靠的贴合是皮片移植成功的另一必备条件。

皮片移植失败最常见的原因是血肿，血肿将皮片与受床隔开，使皮片血管化受阻；以及/或剪切运动阻断了皮片与受床之间的粘连；以上因素的最终结果是毛细血管连接和皮片血管化受阻。实际操作中所采用的方法因创面情况而异，但每种情况都有相应的适合方法，可有效防止血肿的形成，避免剪切运动产生的损伤。

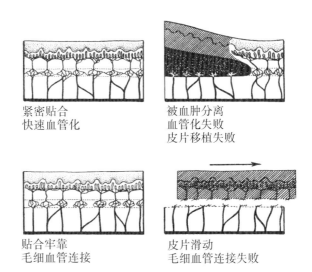

紧密贴合
快速血管化

被血肿分离
血管化失败
皮片移植失败

贴合牢靠
毛细血管连接

皮片滑动
毛细血管连接失败

移植皮片与受床结合紧密，则易于成活；相反，若血肿等将两者分隔，则极易坏死。皮片与受床间固定稳妥，易于建立有效血液循环；反之则反。

图3.4　与受床紧密稳定接触是移植皮片血管化的关键

桥接现象

在裸露的皮质骨、肌腱或软骨上，即使有血凝块将皮片与受床分离，只要面积足够小，移植物也可以存活。在这种情况下，移植皮片的存活是通过桥接作用而实现的（图3.5）；这一现象有助于对血管化机制的理解与认识，它提供了受床新生毛细血管与移植皮片原有血管网连接的确切证据，因为仅通过受床的毛细血管生长来实现血管化，就不可能发生这种连接。在大多数情况下，桥接在面积上受到严格的限制，超过其范围，移植皮片就不能存活。不能期望通过桥接作用成功覆盖皮质骨、肌腱或软骨的重要区域。

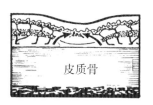

较小缺损桥接成功

皮片缺血坏死

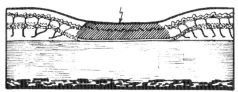

较大缺损桥接失败

缺损面积较小可桥接愈合，而缺损面积较大时无法通过桥接完成。

图3.5 桥接现象

如果移植皮片及其受床都有丰富的血管网，则可以在更大的面积上进行桥接，使用耳郭皮肤+软骨复合组织游离移植，重建鼻翼缺损的成功与否主要取决于桥接的成功程度。

全厚皮片移植

身体不同部位的皮肤厚度、外观、质地和血管数量差异很大，不同手术应选择相应的供皮部位。

耳后皮肤

耳郭后及其毗邻的乳突区皮肤（图3.6）是面部皮片移植的最佳供区。其肤色和质地均与面部皮肤相近，尤其是在眼睑部位移植后很难被察觉。移植皮片和受床的血管分布较为密集，这是它移植后容易成活的主要原因。因这一区域相对较小，能够供给的皮肤面积有限，无法覆盖较大面积的皮肤缺损；皮片切取后，供皮区直接拉拢缝合。

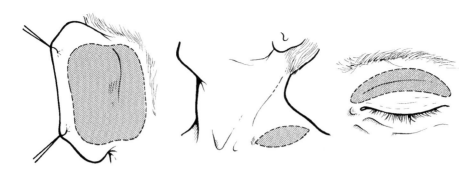

多以耳后、锁骨上、上眼睑等部位为供区，标记区域为可切取范围。

图3.6 常用的全厚皮片供区及范围

上睑皮肤

成年人上睑皮肤几乎都有不同程度的松弛，因此，这一部位或多或少总有一定量的皮肤可供切取（图3.6）；当一侧上睑缺损时，选择另一侧上睑作为皮肤供区尤为重要。因为两者的颜色和质地相同。此处供皮区的范围有限；但年龄越大，上睑皮肤松弛越明显，能够获得的皮肤量往往比预期的更多。

锁骨上区皮肤

除耳后皮肤外，锁骨上区皮肤（图3.6）的颜色和质地与面部皮肤较为相似。切取较大面积的游离皮片后，颈部继发缺损可能需要其他来源的皮片移植进行修复，但如此大面积的皮片切取，尚不足以更为有效地发挥作用。另外，皮片移植修复颈部继发缺损会影响局部外观，这对女性来说是不可接受的。这些不利因素很大程度上限制了它的应用，因此并不常用。

曲侧皮肤

腹股沟是较为理想的供皮区。此处真皮较平均厚度薄，深面可移动；唯一不足就是除非使用其他方案覆盖供皮区，否则供给皮肤宽度有限，移植于面部后其美容效果可与锁骨上皮肤相媲美。

肘窝前，即使供皮区缺损可以直接闭合，所产生的瘢痕也非常明显，如果闭合时张力较大，很可能出现瘢痕增生。不建议将其用作供皮区。如果需要长而窄的皮片，可选择腹股沟区皮肤，供区缺损闭合简单且手术后瘢痕隐蔽。此法主要用于手部缺损，特别是曲侧的瘢痕挛缩畸形。

大腿及腹部皮肤

大腿和腹部皮肤移植到面部后，其质地和颜色均与面部皮肤不相匹配，效果通常很差。与面部正常皮肤相比，移植皮片极易出现肤色过浅或肤色过深（即色素脱失或色素沉着）。另一缺点是失去了良好的面部表情变化，可能是由于皮片的真皮较厚，移植区呈现出面具样外观。

这两个部位都是手掌的良好供皮区。其真皮层不因老化而萎缩，移植至足底后可承受一定的压力。皮肤全层切取后，供皮区缺损需依次进行皮片移植；即便可以直接缝合，因张力较大，瘢痕增生较为明显。

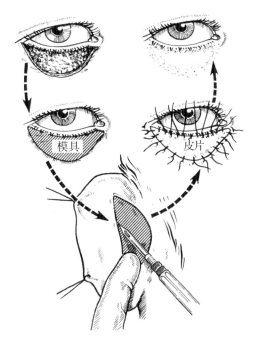

使用模具绘制拟切取皮肤形状可以确保全厚皮片能准确贴合缺损，此法同样适用于其他部位。

图3.7 全厚皮片移植流程

使用方法

  制作与缺损区形态完全相同的模具，作为皮片切取时的参考标准，确保全厚皮片在正常皮肤张力下移植于创面（图3.7）。如果缺损区形状不规则，可用亚甲蓝在缺损区边缘的关键匹配点做标记，皮片切取前在供皮区的相应部位同样进行标记。在只有病灶切除的情况下才能制作缺损区模具时，应该在制作前将缺损部位充分显露出来。当缺损区在眼睑时，这种方法更为适宜，若未做模具导致皮片切取偏小，手术后可能出现眼睑外翻等并发症。

  通常，全厚皮片切取时应仔细、耐心操作，勿带深面的脂肪组织（图3.8）。或者，将其深部脂肪一起切取，离体后用剪刀修剪、去除脂肪。

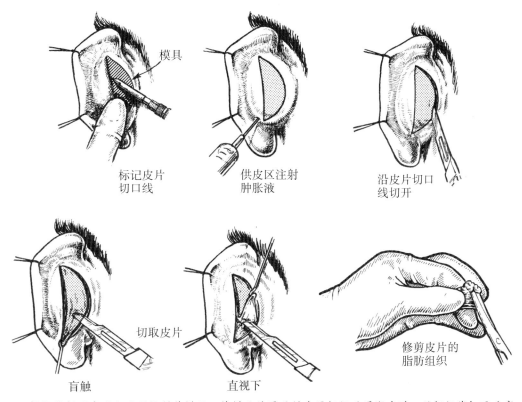

根据缺损区域面积及形状制作模具，将模具置于供皮区标记后浸润麻醉，沿标记线切开后盲剥或直视下游离，剪除部分皮下脂肪。

图3.8 耳后全厚皮片的切取方法

（该法同样适用于从其他部位切取全厚皮片）

　　皮片切取后修剪脂肪是比较无趣的工作，但要切取不含脂肪的全厚皮片既需要技巧更需要耐心。对于很少使用这种方法的医生来说，不建议进行尝试，以免在操作过程中切破皮片。大多数医生在切取皮片时能够逐步掌握正确的切取平面，能始终平行于皮肤表面切取，而不会偏离。

　　供皮区注射 1：200 000 肾上腺素盐水后再切取皮片，操作起来就更加简便了。将已经做出的模具放置于供皮区表面，以亚甲蓝在皮肤上标记后再切开、游离皮片。用拉钩将拟切取皮片拉紧、放置于刀片上方，便于手术刀盲切，这样操作的关键是手的触感要强。另一种方法是，将拟切取皮片翻起，以便在直视下切取。这种方法不太精确，会将更多的脂肪留在皮片上。

　　对于除耳后、上眼睑以外来源的皮片，因脂肪组织内血管含量较少，去除脂肪肯定利大于弊；但对于耳后和上睑部位，其利弊就难确定了。我们在临床工作中发现，多数患者上睑皮肤深面几乎没有脂肪可以去除；而耳后皮片去脂时，若无足够耐心，平面把握不好或反复揉捻等，造成皮片移植后成活效果不好，也不太建议去除脂肪。

　　耳后和上睑供皮区的继发缺损，通常能够直接拉拢缝合；其他部位的供皮区亦尽可能直接缝合，但如果缺损区较大，也需进行断层皮片移植或皮瓣转移覆盖。

断层皮片移植

　　断层皮片比全厚皮片有更广泛的用途；医生能够在一定程度上控制其厚度，并依据临床需求采用不同厚度的皮片进行移植。

供皮区

　　在临床操作中，供皮区的选择需要考虑下列因素：需要的皮肤面积、肤色和肤质的匹配程度、操作的方便性（如将前臂皮片移植到手部，两个手术区一起包扎即可）、皮片不含毛发的需求、可用的取皮工具、尽可能避免将老年人或门诊病人的腿部作为供皮区等。

常用的供皮区有：

（1）大腿和上臂；

（2）前臂曲侧；

（3）躯干。

当这些部位均不可用时，或者所有可能的部位都需要时，也可以从以下部位切下皮肤：

（1）前臂的其他部位；

（2）小腿。

皮片切取时的局部麻醉

皮片切取可在局部麻醉下进行，通常是在供皮区注射局部麻醉药或应用表面麻醉剂。

局麻药品中加入透明质酸酶可使操作更为简便。在100 mL麻醉溶液中加入1500 IU的透明质酸酶就可以获得满意的效果，其用量并不苛求精准。混合后的麻醉液在组织内扩散较快，注射后表面皮肤平整光滑。肿胀组织内药物的扩散速度增加，同时，也增加了真皮的厚度和组织硬度，方便手术操作。

我们使用的局部麻醉剂是 EMLA （Astra Pharmaceuticals）——利多卡因和丙胺卡因的混合制剂。这两种药物在皮肤浅层的吸收非常缓慢，血液中的吸收量几乎可以忽略不计，这使其在更大面积的麻醉中仍然适用。由于无法对脂肪深层的麻醉效果进行评估，所以切取层次控制在中等厚度相对比较合理。

在皮肤上标出需要麻醉的区域，表面均匀涂抹麻醉剂，用封闭敷料包裹以增加其吸收速率；外敷1 h左右以使其充分吸收。虽然经常看到表面麻醉剂覆盖区域的皮肤变白，但它不是麻醉效果和麻醉范围的可靠指标，必须对其进一步检测确认。尽管皮肤有轻微的"波纹"外观，但组织肿胀不明显；这可能是密封敷料所致，而不是表面麻醉剂本身的作用。

常用的取皮器械

（1）Humby取皮刀；

（2）电动取皮刀。

Humby刀（图3.9）

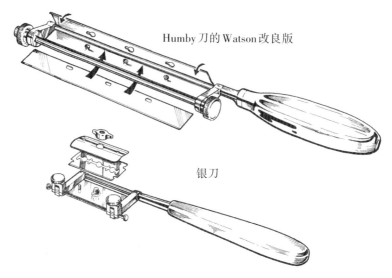

Humby刀的Watson改良版

银刀

银刀本质上是Humby取皮刀的一个微型版本，适用于小面积取皮。

图3.9　Humby取皮刀的Watson改良版和银刀

最初的徒手取皮刀，叫作Blair刀，刀刃长约25 cm，以发明人美国整形外科医生Blair的名字命名。用Blair刀切取厚度均匀、任意大小的皮片都是一种难度极高的艺术表演，直至英国整形外科医生Humby给其添加了滚轮装置后，才使厚度均匀一致的皮片切取成为现实。在改良后的Humby刀中，Watson改良版是目前最好用的，还有一种缩小版的银刀，带有切割皮片边缘的刀片，当所需皮片面积较小时非常实用。

Humby刀只能用于外形呈凸面的供皮区；尽管如此，因其使用方便成为目前最常用的取皮工具。

最常用的供皮区是大腿，大腿供皮区的选择将会详细讲解，其方法适用于其他任何部位。

将大腿位置摆放在手术者方便操作的位置（图3.10），向内侧或外侧按压肌肉群，寻找并将平面最大部位作为供皮区。

大腿内侧取皮时，髋关节微曲并向外旋转。助手用手掌侧缘往下按压，为皮片切取提供必要范围的平面。

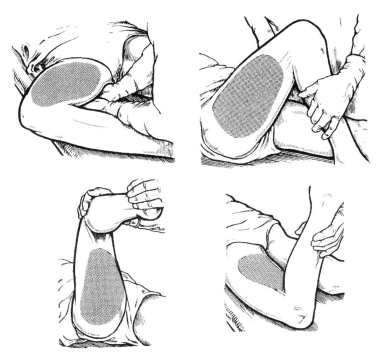

大腿不同部位取皮时的体位及其能够提供最大平面的方式。

图3.10　大腿不同部位作为供皮区时的体位

　　大腿侧面取皮时，由于髂胫束在股外侧肌和股二头肌之间造成的凹陷，助手侧向按压时呈现远端不够平坦；而近端的凹陷不那么明显，表面相对更为平坦。

　　对于后侧面，除非受试者俯卧，否则需要屈髋和屈膝才便于操作。由股二头肌两头分开产生的凹面使皮片切取的难度增加，但近端皮肤表面平坦，皮片切取容易很多。同时，股骨干向前突出导致大腿前部平面不理想，除非皮片需求量大，或者需要狭窄的皮片，否则不从该部位取皮。

　　手臂（图3.11）取皮时，采取的体位和按压方法与大腿取皮时相似，以形成最大的平坦区域，便于皮片切取。

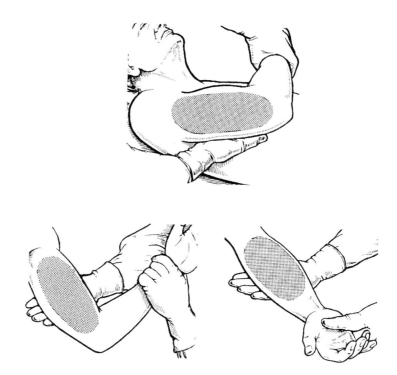

上臂不同部位取皮时的体位及其能够提供最大平面的方式。

图3.11 上臂各部位的取皮体位

皮片的切取

通过调节滚轴与刀片之间的距离来控制皮片的厚度。尽管器械上有一个测量器，但大多数医生是将取皮刀置于灯光下，观察刀片和轴轮之间的间隙宽度来估计皮片的厚度。一般来说，间隙略小于0.5 mm就可以获取中厚皮片，但这是最初的估计，操作时还须观察皮片厚度和其深面供皮区层次，并随时进行调整。

操作时刀片在皮肤表面平稳地来回移动，而皮肤表面固定不动。有时，刀片和皮肤之间的摩擦会导致皮肤随着刀片来回摆动，使皮片切取的难度增加。用无菌液体石蜡对皮肤表面和靠近皮肤的刀片表面进行润滑，虽不能完全消除，但可以大幅度减轻皮肤的移动。

在切取皮片时，医生应站在便于操作的患者一侧，根据患者体位沿患者肢体向下或向上切取。用木板压在刀片移动前方的皮肤表面，随着刀片向前移动，并保持与之相对固定的距离（图

3.12）。在此，木板有双重作用：稳定皮肤并使其变平，便于皮片切取。木板边缘也用液体石蜡润滑，刀片的向前运动要与木板的运动速度一致，两者之间的距离保持不变。要使刀片和木板平稳地移动需要多加练习；最好是将注意力集中于手术者手部的均匀摆动，而不是切取皮片时刀的前向移动。

皮片切取前，助手用木板在刀片后侧绷紧皮肤并保持稳定。当刀片向前移动时，木板不动。这种方法主要用于皮肤松弛的患者，如老年人或瘦弱的患者，有助于减小皮肤阻力。

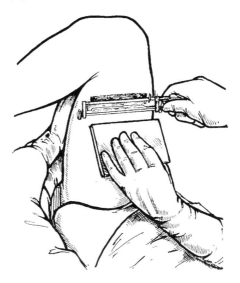

手术者左手持平滑的木块等器械，将取皮刀前方的皮肤绷紧，右手持刀切取皮片；助手轻托肢体下方，使供皮区尽可能变得平坦。

图3.12　用Humby取皮刀的Watson改良版切取断层皮片

皮片厚度评估

虽然滚轴上已经安装了控制皮片厚度的装置，但医生必须根据实践操作情况随时进行必要的调整。在皮片切取的前6 mm左右就应对其厚度做出判断，并做必要的调整。

皮片的透光度是判断其厚度的主要指标（图3.13）。刃厚皮片透光度类似于薄层纸巾，灰色的刀刃隐约可见；皮片透光度随着厚度的增加而降低，至全厚皮片时完全不透光；中厚皮片的透光度介于两者之间。

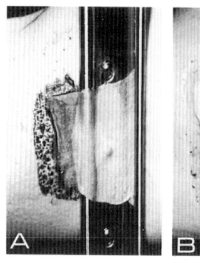
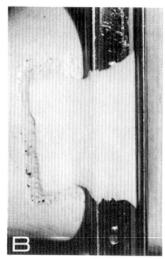

皮片越薄透光度越大。

图3.13　刃厚皮片（A）和厚中厚（B）皮片的透光度

供皮区的渗血特点是判断皮片厚度的另一指标（图 3.14）。刃厚皮片的供皮区有密集的点状渗血，而较厚皮片则是稀疏的较大出血点。

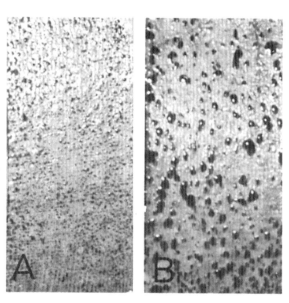

刃厚皮片的供皮区呈密集的点状渗血，而中厚皮片为稀疏的较大出血点。

图3.14　刃厚皮片（A）和厚中厚皮片（B）供皮区的渗血特点

虽然这些指标有广泛的参考价值，但每个患者的皮肤情况差异较大，所以更应依据患者自身的皮肤情况做出判断，特别是有皮肤萎缩迹象的患者。老年人皮肤菲薄，皮片厚度也应调薄，供皮区的出血特点也几乎没有参考价值。

从皮肤萎缩、皮片切取以及皮肤附件残存的角度来看，来自肢体不同部位的皮片的厚度是不同的。一般来说，外侧比内侧厚，远端比近端厚。在萎缩明显的大腿部位，尽可能选择其侧面，这样供皮区更容易愈合。

电动取皮刀和气动取皮刀

电动取皮刀是一种复杂而娇嫩的仪器。它的最大优势是能够从躯干或四肢的任何部位切取宽度可控、厚度精确的游离皮片，尤其在刀厚皮片切取时更为便利，这是其他取皮器械很难做到的。

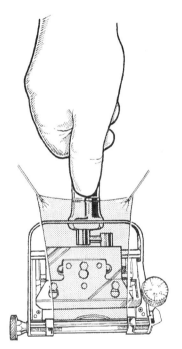

电动取皮刀可更好地控制皮片切取的厚度和范围。

图3.15　电动取皮刀切取断层皮片

从外观上看，它与大号的理发器（图3.15）非常相似，相似的是刀片的快速摆动是以电动或压缩空气驱动实现的。绷紧、固定好皮肤，并以液体石蜡润滑，调节好拟切取皮片的厚度、开起仪器并向前平稳推进即可。

在大面积深度烧伤创面的治疗中，电动取皮刀证明了它的价值所在。它几乎可用于体表任何部位的皮片切取，因此也极大地拓展了供皮区的选择范围。笔直的边缘和均匀的皮片厚度，使相邻供皮区之间几乎没有任何皮肤损耗，整个供皮区的愈合速度也相对快速、均匀。电动取皮刀的问世，使连续、完整地切取某个供皮区域的皮片成为现实；在大面积烧伤病人，皮肤极度匮乏时应用价值最大。

皮肤的保存

通过低温保存，将切取的、超过当前需求的皮肤保存下来，并维持其活性，以备后期需要时使用；而创面延期皮片移植，增加了对皮片储存的需求。在0～37 ℃存储范围内，皮片活性的维持时间与其温度有关：温度越低，皮片的存活时间越长。

皮片用盐水纱布包裹，并置于无菌的密封容器中。除非需要保存比较长的时间，例如长达21天，否则储存温度不是最重要的，但4 ℃保存可能最好。

供区愈合

断层皮片切取后供皮区有部分毛囊、皮脂腺和汗腺残体，上皮细胞从这些残存的皮肤附属器开始向周围逐渐爬行，直到覆盖整个供皮区。毛囊和皮脂腺残体的上皮细胞，其增殖速率要比汗腺的上皮细胞活跃得多。汗腺在真皮内的延伸深度比毛囊更深。这些差异会影响供皮区创面的愈合模式。供皮区确切的愈合时间很难确定，因为这取决于供区创面是血痂覆盖愈合还是湿性愈合。在薄层皮片的供区，毛囊和皮脂腺已随皮片切除，其愈合时间在7～9天内；而较厚皮片的供区，其愈合几乎完全依赖汗腺残体，愈合较慢，需要14天或更长时间。汗腺残体上皮细胞修复的供区创面，愈合质量也较差。大多数皮片是中等厚度的，留下一定比例的毛囊皮脂腺，愈合需要9～14天（图3.16）。

如果皮片较厚，供皮区没有毛囊、皮脂腺和汗腺残体，或者局部感染将其残存部分破坏，在未行皮片移植等方式闭合创面的情况下，供区的愈合将从其边缘开始逐渐上皮化。

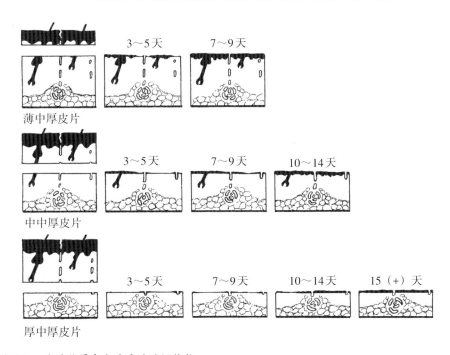

薄中厚皮片

中中厚皮片

厚中厚皮片

如图所示，皮片越厚愈合需要的时间越长。

图3.16　皮片厚度不同，其供区的愈合时间亦不相同

供皮区管理

供皮区管理一直是、在某种程度上仍然是，皮片移植不太令人满意的方面之一主要表现为：疼痛、最佳的愈合条件，以及敷料去除。

疼痛一般在3～4天内缓解，其后常常是瘙痒。虽然瘙痒是创面愈合进展良好的迹象，但更难处理，可引起比疼痛更多的不适。手术前供皮区涂抹表面麻醉剂或用液态麻醉剂浸渍敷料可有效减轻疼痛。长效麻醉剂的使用可以让病人度过最痛苦的时期，而不需要使用强效止痛药。

通常，供皮区表面用凡士林纱布覆盖后再放置多层无菌纱布，以绷带略加压固定。

正常情况下，敷料会逐渐变硬、干燥，黏附在创面上。强行

去除敷料，不仅会使患者疼痛，还会撕掉新生的上皮组织。因此，揭除外层没有粘连的敷料，将里层或粘连的敷料留在原位，直到它与创面自动分离后再行去除，是比较稳妥的方法，但只有在敷料保持干燥的情况下才可使用；渗出较多时，应早期揭除敷料，查看创面情况，若有感染及时处理。

供皮区理想的使用敷料应该是，在创面愈合阶段保持非黏附性、具有吸附性、保持湿润的环境，并尽量减少细菌定植的可能性，这些都有利于上皮细胞迁移，促进创面的愈合。这种敷料目前还不存在，但现有的材料已经稳步改进。海藻酸盐敷料有较好的止血作用，减少敷料中的血液含量，避免了不少供皮区管理问题。海藻酸盐敷料极大地提高了患者的康复质量，有很好的应用前景。经验证明，手术后10～14天揭除敷料，伤口恢复更为可靠，可避免敷料揭除时对创面造成的损伤。若手术后14天敷料仍未与创面分离，最好采用浸泡的方法将其移除；常用的方法是泡澡，不管是现在，还是过去都非常实用。

用敷料覆盖供皮区是温带气候环境中的标准做法，但在较热的气候环境中，特别是在湿度较高的地方，使用敷料时极易发生创面感染，铜绿假单胞菌是一种常见的病原体。在这种情况下，一旦渗血停止，就尽早暴露创面，使其相对干燥，可减少铜绿假单胞菌定植。

新愈合的供皮区通常覆盖一层片状的角化层，如果不慎将其损伤，可以使用润肤的、无刺激性的药膏3～4周，一般都是有效的。

当皮片的一部分较厚时，相应的供皮区愈合较慢，甚至形成颗粒状肉芽组织伴少量分泌物附着；如果范围较大，则需去除敷料、清洁换药，时机合适时进行皮片移植；如果面积较小，去除敷料时才会注意到，则清洁换药即可，让其自行愈合。

皮片切取时，若部分或全部供皮区的深度无法确定，特别是有脂肪组织显露出来时，最好的预防措施是立即移植刀厚皮片将其覆盖。这种情况最容易出现在皮肤萎缩的老年患者。正如前面讨论过的一样，大腿外侧的皮肤不易出现这个问题，这时可将其作为供皮区有效利用。

新近愈合的供皮区，其肤色可以从"比正常颜色更深"到深紫色不等，随着时间的推移肤色会慢慢变浅。移植皮片表面色泽的差异提示局部皮片的厚度有细微的不同。

供皮区在后期可能出现的问题是增生性瘢痕的形成。尽管任何部位的供皮区都可能出现，但最常见于腹部和臀部以及大腿内侧和上臂。有人认为，皮片越厚、患者越年轻，发生瘢痕增生的可能性就越大。而瘢痕增生出现的早期迹象是供皮区的严重瘙痒。如果不及时治疗，最终也会自行稳定下来，但代价是永久遗留白色的萎缩性瘢痕。也有人认为，使用类固醇激素软膏可以降低并发症的发生率和严重程度，并持续缓解瘙痒症状；此类药物最好在患者感觉瘙痒时立即使用，并持续到瘢痕稳定。

受区处理

游离皮片移植适用于外科手术产生的或外科手术清创后的或肉芽形成的创面。皮片移植的方法随着受区创面的不同而不同，和皮片移植的准备工作一样。

外科手术的清洁创面

受区的准备

虽然全厚皮片移植或断层皮片移植有不同的临床适应症，但基本的准备原则没有不同。根据临床经验，移植皮片极有可能存活但最终移植失败的原因，绝大多数情况下是血肿形成，因此在皮片移植之前，受区必须彻底止血。

为此，使用了几种方法。毫无疑问，耗时、耗力的细致止血是预防出血最为重要的方法。手术过程中应给受区分配尽可能长的时间以使正常的止血过程更为有效。在等待出血停止的同时，可以用温盐水浸泡过的纱布覆盖患处。

较明显的出血点，用蚊式钳夹住实际出血点，以使结扎止血引起的坏死最小化。双极电凝止血更为精确，对周围组织的损伤也小。只要止血时损伤的组织足够小，这两种方法都不会影响移植皮片的成活。

手术过程中，吸引器可以随时吸除手术区出血，将手术野清晰地展现给手术者。然而，一旦负压吸引头接触到原出血点，就会使其再次出血。因此，若要吸除积血，吸引头不应真正接触到组织，否则出血肯定会重新开始。

除非移植区的止血绝对彻底，否则，最好在皮片缝合到位后，使用20 mL钝头注射器在皮片下用生理盐水冲洗，然后再打包加压。皮片下残留的小血块可以通过插入湿润的棉签去除；将棉签在血块表面轻轻旋转，血块就会黏附于棉签表面。

肉芽组织创面

在评估肉芽组织创面是否可行皮片移植时，最重要的两个因素是创面外观和细菌种类。

创面外观

健康的肉芽组织外观平坦、色红、血管密集、易出血、表面无膜性渗出物。创面周边上皮爬行良好是肉芽组织能够接受皮片移植的假定证据，假设细菌感染足以破坏移植皮片，那对创缘表皮的生长同样有害。

如果不进行皮片移植，肉芽组织将会逐渐发生变化，出现纤维组织增多而血管数量减少，皮片移植后更不易成活；在这种情况下，感染会增加皮片移植的难度。在压力不足的情况下，肉芽组织会出现水肿，这种状态常被误认为肉芽生长过度，这时局部加压就可以改善而不是手术将其切除，另外，皮片移植后水肿会迅速消退。

细菌种类

除化脓性链球菌和铜绿假单胞菌外，其他常见的微生物多定居于特定部位和特定环境的创面。一般来说，这类微生物不会产生多大影响。在判断是否可以进行皮片移植时，创面外观比细菌种类更为可靠。

化脓性链球菌

化脓性链球菌的存在是任何皮片移植的绝对禁忌，当涉及的面积较大时，例如烧伤后，在行皮片移植前必须对渗出液进行常规细菌学检查以排除其存在的可能。尽管化脓性链球菌产生的纤维蛋白溶解酶使皮片与受床间的纤维蛋白降解、皮片无法牢固黏附是可能的机制之一，但确切原因还不完全清楚。

有化脓性链球菌定植的肉芽组织，其典型表现为：表面光滑，分泌物呈胶状，轻微触碰容易出血；创面边缘很少有健康上皮细胞生长。在常规使用抗生素的情况下，创面外观可能并不典型，肉芽组织看起来无明显异常，但这并不能减轻细菌感染对皮片的破坏作用。在皮片移植前，一定要将其彻底清除。

铜绿假单胞菌

铜绿假单胞菌感染会减少皮片的成活，但其程度与化脓性链球菌不同。它的存在是一种麻烦，而不是一场灾难。当其感染大面积烧伤创面时，控制局部和防止全身感染是现实存在的问题，但从局部创面引起全身感染的可能性不是太大；此时，关注点要更多集中在控制或消除肉芽创面的局部感染，为皮片移植做好准备。感染可能有奇异变形杆菌的混合参与，在多数情况下，在控制局部感染为皮片移植做准备时，其相应措施一般是足够的，这在皮片移植时肉芽组织创面的准备中已经进行了讨论。虽然铜绿假单胞菌最多可减少5%～10%的皮片成活量，但皮片移植后的确能控制局部感染。即使创面有铜绿假单胞菌的存在，也可以少量的皮片损失换取较为理想的治疗效果。

总之，如果肉芽组织生长状态良好，铜绿假单胞菌培养阳性并不是皮片移植的禁忌症。

其他病原体

感染伤口的其他常见病原体是金黄色葡萄球菌、大肠杆菌和奇异变形杆菌。金黄色葡萄球菌很少超过一个共生体。大肠杆菌和奇异变形杆菌在管理不善、污染严重的肉芽组织创面尤其常见，其特点是分泌物较多，且有明显的恶臭味；铜绿假单胞菌经常混杂其中。在大面积深度烧伤中，其感染可能无法避免；但在很小的肉芽创面允许其存在，通过普通的伤口护理就可以将其完全清除。

肉芽创面皮片移植前的准备

这里需要清楚的是，我们治疗的是肉芽组织创面，而不是细菌本身，因此不能盲目地依据药物敏感性试验结果使用抗生素。

除化脓性链球菌外，大部分细菌的存在并不值得过于关注，如果肉芽组织生长状态良好，消除细菌感染最有效的办法是对该区域进行皮片移植。

在选择将化脓性链球菌从肉芽组织表面清除的治疗方案时，不能将生物体孤立地进行考虑。虽然全身性使用抗生素似乎合乎逻辑，但经验表明，对抗生素敏感的病原微生物全身给药治疗时，无法有效地将它们从肉芽组织表面清除。而局部应用氯己定（Hibitane）等防腐剂可能更为有效。

坏死组织的存在为持续感染创造了适宜的环境，而且只要坏死组织还在，感染很可能就会持续下去。手术清创是快速有效的清除方法；在确保彻底清除坏死组织的前提下，勿求过深，达筋膜表面比脂肪层效果更佳。用 Humby 刀去除坏死和严重感染的肉芽组织是最为有效的方法。

若要坏死组织自行分离，脓液形成是不可避免的；如果没有侵入性感染的迹象，脓液的形成也不一定是坏事，因为脓液内某些有活性的酶有助于将坏死组织分离。在没有侵入性感染的情况下，一般认为细菌是无害的。只有当坏死组织彻底清除，它才可能消失。

一旦肉芽创面相对清洁、无坏死组织残留，应立即进行皮片移植。在对创面清洁换药时应使用不会对组织造成损伤的敷料，去除肉芽组织后应使用薄层纱布覆盖创面；除非有化脓性链球菌存在，否则没必要使用抗生素。详致的清洁换药技术：覆盖足够面积和厚度的敷料、间隔适当时段的敷料更换频率等，能比盲目依赖抗生素更为有效地预防额外感染。另一个能使肉芽组织尽可能长时间保持良好生长状态的措施是用绷带适度加压。不论创面有、无皮片覆盖，氢化可的松软膏能改善肉芽组织的生长状态，促进生长缓慢的肉芽创面加速愈合，但具体机制还不清楚。

尽管做了很大努力，但还是会有肉芽组织形成很少或根本没有肉芽组织形成的情况。一般情况是由于局部缺血造成的。周围血管疾病导致局部血流量减少是常见的原因，但放射线损伤也偶尔可见。以上因素产生的创面均为无痛性溃疡、肉芽形成不良或无肉芽形成，创面边缘无明显愈合迹象。病因通常很清楚，但没有任何有效措施来改善这种状况。血供异常也可能表现为血液循环不顺畅，如静脉淤积性溃疡，可以通过绷带加压暂时改善；皮片移植可能会成功，但在血液循环障碍有效解决之前，极有可能复发，成功只是暂时的。

皮片移植

皮片可通过以下两种方式移植到缺损区：打包加压或暴露移植（将皮片贴附于创面即可）。

如果要充分利用每种方法的优点，就必须了解在不同的临床情况下，每种方法如何在皮片和受床之间提供紧密、稳定的接触，为皮片的成活提供必要的条件。

前面已经强调过，皮片坏死的主要原因是血凝块将皮片与受床分离，以及/或由于皮片在受床表面来回滑动而导致无法黏附至受床。在特定的临床情况下，无论是皮片表面加压法还是暴露移植法，都应该是在特定情况下防止血肿和剪切运动最有效的方法。

打包加压法

打包加压法通常有两种方式。皮片被缝合固定在缺损区周边后，保留足够长的缝合线；皮片下用生理盐水冲洗、去除皮片下渗血后，在移植皮片表面放置多层纱布条，范围略超出缺损区边缘，以保留的缝合线将纱布条稳妥固定，并略施压力；因此，这一方法也叫作打包加压法。然后，用绷带或弹力绷带包扎该部位，这在提供额外压力的同时，也起到了固定的作用。

由于技术原因，当使用打包加压法进行皮片移植，无法进行打包加压时，只能使用绷带加压固定。

皮片移植

全厚皮片依照缺损区形状切取后放置于缺损处，边缘缝合固定，且确保边缘的位置准确无误；与缝合伤口时一样，要小心避免边缘内翻。打包线长度要足够，确保可以适度加压，其余缝线按线结要求剪断（图 3.17）。

断层皮片要略大，以便与缺损区边缘重叠覆盖，边缘多余部

分修剪去除，用于将其固定在缺损区边缘的缝合线要保留足够的
长度，以便进行打结包扎。

移植皮片的包扎

用纱布打包加压时需小心仔细操作，确保皮片均匀受压。打
包纱布应超出皮片的边缘，然后用预留的缝合线将其拉紧、打结、
固定于创面。皮肤打包加压前在移植皮片表面放置一层凡士林纱
布，防止皮片与纱布间粘连。

英国常用的打包加压材料是，用黄素乳剂处理的脱脂棉*；可
以用废旧棉代替，用生理盐水浸湿拧干。脱脂棉具有很好的防水
性能和理想的蓬松性能。

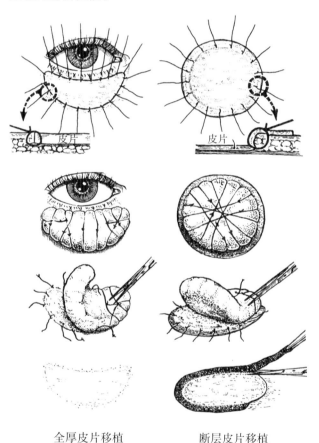

全厚皮片移植　　　　　断层皮片移植

将全厚皮片与缺损区边缘缝合固定。断层皮片与缺损区周边重叠缝合。

图3.17　打包加压法皮片移植

将脱脂棉均匀叠加置于皮片之上，打包后再用绷带缠绕加压。如果手术区所处位置的原因，更适合用弹力绷带固定时，可用它替代。不管是弹力绷带还是普通绷带，使用的最终目的是尽可能做到稳定可靠的固定。某些特殊部位可以附加石膏绷带固定，以确保固定效果牢靠。

打包加压包扎是皮片移植中标准的包扎方法，在全厚皮片移植中亦常规使用。压力作为可靠的止血方法能有效防止血肿，否则会导致移植皮片与受床分离。在那些固定较为方便的部位效果最好，比如四肢和面部。面部皮肤是可以移动的，但打包加压+普通绷带/弹力绷带缠绕固定等方法在限制手术区表情肌运动方面效果可靠。

在躯干和腹股沟等部位，打包加压的弊端较为明显，主要原因是无法施压，而且几乎不可能有效地固定。尽管在不断改进能有效固定的方法，但在这些部位仍显不足，而暴露移植法的出现为有效解决这一问题提供了很好的方案。

黄羊毛的制备　使用的材料是黄色乳剂和质量最好的脱脂棉或Gamgee（两层纱布夹一层棉花的外科包扎敷料）。将一张脱脂棉浸泡在乳液中，事先加热以降低其黏度，直至将其完全浸透。然后移除棉絮中的多余乳剂。从这点来看，Gamgee使用起来更加方便、有效，其表面纱布增加了材料的强度，可以将其卷起用手拧干，而不至于揉捏成团。这一步骤一定要做好，直到脱脂棉基本干燥，乳剂无法挤出为止。把脱脂棉置于温热的地方晾干，高压灭菌后即可使用。为了处理方便，可以用玻璃纸或锡纸将其包装。

暴露移植法

暴露移植法是打包加压法在不易固定部位的替代方案。即使采用最可靠的固定方法，打包敷料在移植皮片表面仍有前后移动的倾向，导致移植皮片与受床之间出现剪切运动，不利于血管连接的进行。加压包扎，不是提供稳定贴附的手段，而是防止其发生的方法。

敷料移除后这些剪切应变也随之消除。将移植皮片置于皮肤缺损区，并保护其不被摩擦掉，移植皮片和受床之间的天然纤维蛋白黏附使皮片能够承受患者自身的轻微运动，而不影响手术区的血管形成和纤维组织固定（图3.18）。

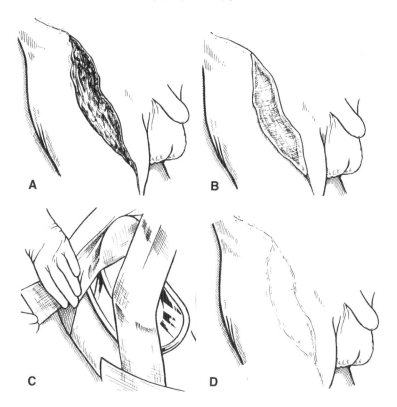

肉芽创面（A）；断层皮片覆盖（B）；肾形盘倒置保护（C）；最终结果（D）。

图3.18　延迟暴露移植处理腹股沟肉芽创面

暴露移植解决了剪切运动的问题，但血肿的问题依旧存在；为解决这一问题而开发的相关技术支配着现有技术的诸多操作细节。当使用暴露移植法在肉芽创面进行皮片移植时，并没有出现血肿的问题；这对采用延迟暴露移植法修复手术后缺损提供了成功的关键技术。

理论上讲，皮片暴露移植是完全可行的。而皮片移植到受床后如果没有可靠的加压，就意味着手术中止血必须非常彻底。手术后早期，通过仔细观察就能发现血肿的存在，通过剪开血肿表面的皮片将其清除。但这种方法最初并没有被很好地利用。

在延迟暴露皮片移植中，要确保止血彻底、稳固后再将皮片移植到受床。从皮肤缺损形成到皮片移植覆盖创面，其间隔时间的长短并不重要，多为24～48 h。临床上，只要受床表面无血凝块残留，就可以进行皮片移植。

暴露移植法需要取得患者的配合，在儿童中使用必须谨慎。即使是成人，在麻醉恢复和从手术室转移到病床的过程中也无法进行合作，这是进行延迟移植的另一个原因；这时需要用敷料临时覆盖皮肤缺损区。

皮片通常在进行病灶切除时同期切取，切取后保存在冰箱中，需要时取出使用。受床情况适宜皮片移植时，在清醒、配合的前提下让病人躺在床上接受皮片移植。

经验表明，向护理人员做相关培训后，皮片移植就可以安全地交给他们负责。皮片应与缺损区边缘重叠，下方有气泡形成时用棉签轻轻挤压出来即可。皮片与受床的黏附速度较快而牢固。

对移植皮片的保护措施只是临时性的，别太复杂，因为一旦病人能够配合，一两天内就可以不用对其进行保护。如果缺损面积较小，将换药碗或肾形盘倒置后放在受区表面即可。

皮片暴露移植在无法加压包扎部位的成功使用，使其在传统的打包加压法外，获得了无可争议的地位。临床实践中将其使用范围逐步扩展后发现，许多部位的皮片移植既可以使用打包加压法也可以使用暴露移植法。但具体选择哪种方法取决于个人喜好；但由于节省手术时间以及简单方便，暴露移植法越来越受欢迎。如果患者床上用品不能保持清洁，这种方法就不能使用，比如躯干或四肢的环形创面。

肉芽表面植皮

肉芽创面皮片移植的首次大范围使用是用于全层皮肤烧伤的治疗，皮片采用印章大小的移植方式。每块皮片形成一个中心，表皮由此向周边爬行，填充移植皮片间的遗留创面。创面通过皮片移植及其周边上皮细胞的爬行协同覆盖，外观存在较大的、不可预测的变化。

有时，表皮爬行覆盖的区域表面光滑和受区没有明显不同；

但有时却增生明显，且起初会较红，随后逐渐变白，与移植皮片颜色接近。表皮爬行覆盖的创面部分也不如皮片稳定，在下肢需要弹性绷带或绷带适当加压较长的时间；随着时间延长能够逐渐趋于稳定，且稳定和外观改善一般同步提高。

随着人们对皮片移植技术越来越有信心，邮票植皮的皮片面积逐渐增加，演变为现在的片状皮片移植；现在，当皮源充足时，片状皮片移植比邮票状皮片移植更受欢迎（图3.19）。邮票状植皮在皮源短缺的情况下使用较多；另外，在某些特殊部位（如会阴或腋窝等）使用，比片状植皮更容易成活。

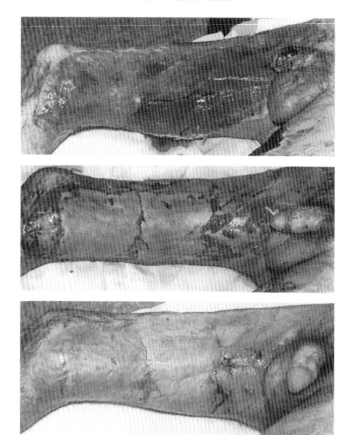

肉芽创面（上图）皮片移植后一周（中间图片）及两周后（下图）

图3.19　片状皮片移植覆盖大腿肉芽创面

无论打包加压抑或暴露植皮，皮片移植的应用机制都是相似的。将皮片平铺在薄层纱布上更容易操作（图3.20）；然后，将纱布和皮片一起置于肉芽创面。虽然在某些特殊情况下，有数根缝合线协助固定更有助于防止皮片从肉芽创面滑落，但通常不需要打包固定；因为，在毗邻肉芽创面的皮肤上，缝合线很快会被切断。在很大程度上，微孔胶带已经取代缝合线将皮片固定在周围皮肤上，尽管不一定有必要。

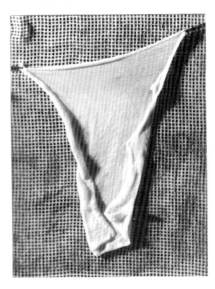

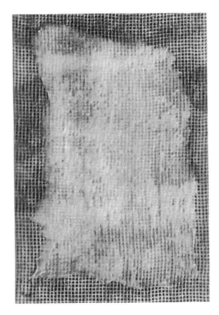

将其置于木桌上的纱布表面进行处理，相对更易于操作。

图3.20 断层皮片处理技巧

网状植皮

网状植皮极大地增加了单一皮片的覆盖面积；在此之前，只能通过将其切割为多个小块，进行邮票状植皮。皮片切取后，通过专用器械将其制作成规则的网格状。将皮片的四个角进行牵拉即可扩大网格（图3.21），大幅增加皮片面积。网状植皮相对于邮票植皮的优势在于网格的规律性，以及作为表皮来源皮片的均匀分布（图3.22）。网格两侧皮肤之间的面积减少，愈合时间变得相对较短。与邮票植皮一样，最终的美容效果差异很大，这是它的主要缺点；如果不行皮片移植，创面可能会有更多的不确定因素产生，而美容效果又是次要问题时，可以考虑使用网状植皮，因为它确实能增加皮片移植的成活面积。一般来说，网状植皮是为了扩大皮片的覆盖范围，使创面处理变得更加简单。

使用打包加压皮片移植时，皮片和无菌敷料都在手术室内使用。外部加压敷料可以使用普通纱布、脱脂棉、绷带或弹力绷带等。绷带固定没有打包加压安全可靠；若使用绷带固定，前几圈一定要注意，不要将移植皮片从肉芽创面拉开。一般情况下，敷料包扎足以起到固定作用，但在某些特殊部位加用石膏绷带固定将更加牢固。

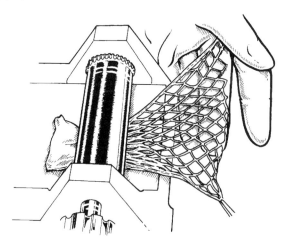

皮片置于两轴之间，形成网状结构，拉伸后大幅增加皮片的面积。

图3.21 断层皮片的网格化处理

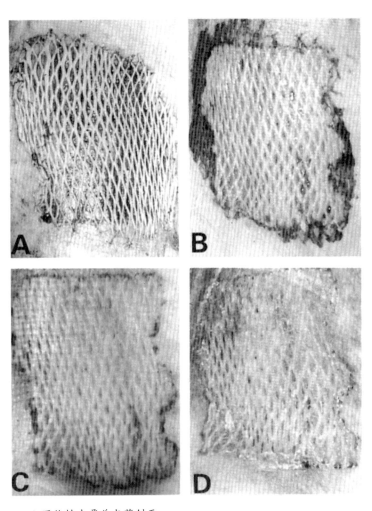

A 网状植皮覆盖肉芽创面。

B、C 移植皮片周边的上皮细胞爬行，覆盖中间皮肤缺损区。

D 创面愈合，原始网格图案仍然可见。

图3.22 网状皮片的临床应用

使用暴露法植皮时，应等到病人清醒并回到病床后，再将皮肤移植到创面、做好保护，直到将其固定妥当。

缝合移植

无论打包加压法抑或暴露移植法等传统的皮片移植方法，部分手术医生常规在皮片表面"开窗"；也就是在皮片上切多个小口，其作用是"让任何可能使移植皮片与其受床分离的液体自行流出"；但是，有些外科医生并不采用这一方法，而其手术效果同样很好；这就说明，除了特殊情况外，这一操作并非必要。"开窗"的唯一作用是作为缝合移植技术的一个重要组成部分。当皮片移植后由于某些客观原因无法对其进行有效固定时，使用缝合移植技术更为有效；主要用于口腔内可移动部位缺损的修复，最常见的是舌体侧缘（图3.23）。

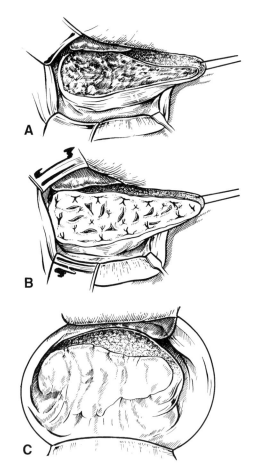

A为舌缺损；B为断层皮片移植，按照标准方式缝合到缺损边缘，
皮片与舌部肌肉缝合固定、开窗，利于血凝块流出；C为最终结果。

图3.23　缝合移植，用于修复舌侧缘缺损

用可吸收线将皮片缝合到缺损区边缘，并于皮片表面进针将舌部肌肉与皮片缝合固定数针，形成"被子"样外观。这样固定的作用是将较大面积的缺损进行分割、转化为多个小的缺损区；

这样，舌部活动时皮片就可以在其表面稳定附着、保持相对静止的状态，以利于皮片与受床的黏附和血管化。

受区的有效止血显然是成功使用该技术的先决条件；即使皮片移植前对移植区进行彻底止血，在将皮片与其深面的舌部肌肉缝合固定时，缝针将不可避免地刺破血管、引起出血。正是在处理这类出血时，皮片表面"开窗"可提供创面渗血流出的通道，轻柔挤压凝血即可使血凝块流出。

血清肿

移植于凹形表面的皮片，在已经血管化但还没有可靠固定在受床之前，部分区域可能与受床分离，像帐篷一样浮在凹形表面上方，形成一个充满血清的空间，即形成了血清肿。移植皮片与受床间的分离通常发生在手术后1周，加压包扎的压力解除之后。血清抽吸后很快复发，抽吸治疗无效；分离部分依靠其周围成活皮片的循环支持，血管化程度很好。

如果不予处理，移植皮片深面的毛囊皮脂腺残体细胞逐渐增生、上皮化，最终完全"愈合"。因为一旦"愈合"，移植皮片将无法重新粘连于受床，所以必须抓紧时间治疗。

其形成原因是皮片与受床分离后自行收缩，血清肿是继发产生的；因此，必须将皮片分离的地方切开，这样才能使其完全松弛、无张力地贴附在受床上。由于皮片在各轴向都有收缩，若要彻底松解其张力需要将分离皮片十字形切开；如果治疗效果好，就不再需要其他措施；但如果几天后才发现血清肿的存在，就必须假定"愈合"已经发生，建议轻揉刮除皮片深面上皮，使其能够重新粘连于受床。另一方案是，将分离的皮片剪除、重新移植新的皮片。

随着延迟暴露皮片移植技术的应用，血清肿的发生率明显下降。

4

皮瓣

与皮片不同，皮瓣内含动脉、毛细血管和静脉组成的循环系统，在皮瓣从供区转移至受区的各时间段，皮瓣的血液供应由这套循环系统完成；因此，它对皮瓣灌注的有效性决定了皮瓣能否存活。人体不同部位供血模式差异很大，依据这些差异，研究设计了包含不同组织成分和供血模式的皮瓣。

皮瓣类型的划分很大程度上是根据转移的组织成分来命名的。由皮肤和浅筋膜组成者，称为皮瓣；皮瓣形成时如果将深筋膜给养层包含在内，则形成筋膜皮瓣。肌瓣包含一块或一部分肌肉，通常将其一端离断，转移覆盖不宜进行皮片移植的创面，如裸露的皮质骨。肌瓣覆盖创面后，其表面再行皮片移植就很容易成活。肌瓣的概念进一步扩展，将肌肉表面的皮肤、有时也包括与肌肉相连的骨骼包含在内，这种复合组织瓣根据成分的不同称为肌皮瓣或骨肌皮瓣。

在显微外科技术应用到临床之前，皮瓣的血管系统在转移过程中不能与身体离断且功能良好；但现在可以将皮瓣的供血血管离断，制作成游离皮瓣，再将其血管系统与受区血管吻合，将皮瓣一期转移至远位。

为方便对皮瓣手术过程的描述，相关术语都在不断更新，本章将分别进行讨论；这些术语也可用于对其他组织瓣的描述。

皮瓣转移至受区，插入缺损部位，重建皮肤软组织原发缺损后所形成的继发缺损一般多能直接拉拢缝合或采用皮片移植进行修复。

可从原发缺损邻近部位制作局部皮瓣，通过易位或旋转方式进行转移。或者，距受区相距较远的部位形成皮瓣，称为远位皮瓣。

皮瓣初次转移时，将其全部或大部分插入缺损区；其近段称为蒂部；或者，只有皮瓣远端插入缺损，而中段和蒂部与受区没有直接连接；皮瓣近端通常被称为蒂部，中段被称为桥段。皮瓣蒂部和桥段作为皮瓣的载体，为皮瓣远端提供血液供应的通路。通常认为，闭合这类皮瓣的外露创面是有必要的，这样可以减少感染的可能性；这就解释了为什么要根据局部情况将皮瓣桥段做成皮管或在桥段肉面（皮肤的对侧面，也就是脂肪侧）进行皮片移植制作衬里。从技术上讲，将面部常见局部皮瓣制作成皮管或添加衬里的难度不小，但由于局部血液供应良好，感染发生率并不高。

皮瓣远端与受区建立可靠的血液循环以后（一般需要3周左右时间），其桥段即可离断（断蒂），并根据手术区局部情况选择将其归位或直接去除；皮瓣转移的全过程亦相应完成。

皮瓣蒂部通常由皮肤和皮下组织组成，若蒂部只含皮下组织，而远端具有完整的皮肤和皮下组织者，称为岛状皮瓣。

远位皮瓣向受区的转移有几种方式：直接转移到缺损区、以蒂部为旋转点的华尔兹式转移、借助手腕等载体转移等。因为上臂的移动距离大且方向灵活，一次可以跨越较远的距离；所以，以腕部为载体的皮瓣只需中转一次即可到达受区，这是选择腕部为载体的主要原因。只有皮瓣与受区间距离不远，一次手术即可完成转移时，才倾向于使用旋转的方法。目前，以腕部为载体进行皮瓣转移的方法极其罕见。

如果不能确定皮瓣转移至受区后其血液供应是否足以维持其存活可通过延迟防止皮瓣缺血坏死。即，在皮瓣正式转移前通过外科手术将皮瓣两侧边缘切开、掀起，切断来自两侧及基底的血供，再原位缝合，以促进皮瓣血管网络系统的重构，提高蒂部血管的循环效率。这一术语被广泛用于皮瓣转移过程中，用以改善其血液供应的任何外科手术。

旋转点是指局部皮瓣旋转或易位时围绕的中心点。皮瓣设计时，以此为中心进行测量，确保其几何结构符合转移要求。当皮瓣跨过正常皮肤组织时，应当使用逆行设计，确保设计正确无误。

在系统地描述目前最常用的皮瓣时，发现有些皮瓣可归属于几个不同的类别。在肌瓣和肌皮瓣中，有些属于肌瓣，有些属于肌皮瓣，而有些两种类型均可归属。不仅如此，每一类中都有一些可供游离转移的皮瓣，即游离皮瓣。在某些皮瓣和筋膜瓣中同样存在类似的情况。

随着游离组织移植的发展，为了将皮片和皮瓣区分清晰而采取的命名问题产生了分歧；对血管化骨移植的讨论较为激烈，因为骨骼原有的血管结构保持完整，其血液供应只是短暂地中断，不像皮片移植中在毛细血管水平重新建立血液循环；如果将这样的移植称为骨骼移植的话，等于承认它是一种血管化的骨骼，会被纯粹主义者认为用词不当；但人们已经习惯了这样使用，也已被同行们接受。

皮瓣血供

有效组织灌注决定了皮瓣能够存活；因此，在皮瓣设计和转移的各个阶段组织灌注都是需要重点考虑的问题。皮瓣的设计和使用技巧在一定程度上就是将血液供应与几何结构进行平衡。

血流方向不确定、动静脉血管主干不集中的皮瓣，其血液灌注一般欠佳，皮瓣制作成功的概率不大。拥有明确的血流方向和解剖学上可识别的动静脉血管者，转移比较安全。

解剖背景

在皮瓣和筋膜瓣制作上有很大挖掘潜力的身体部位，其皮肤和深筋膜的血管网平行走行。由深层组织间隙中出现的穿支血管供血，它是灌注肌肉、骨骼等深层组织动静脉系统的直接分支。皮肤正下方的肌肉组织内发出垂直向上走行的小血管，参与皮肤的血液供应。现有证据表明，在正常生理条件下，这些血管对皮肤的血液供应占比不大，但在某些部位，它们却是肌皮瓣的血供来源，在缺乏其他血供的情况下，它们确实能够维持皮肤的活力。

　　这些穿支血管出现的位置呈现出惊人的一致性；穿支血管发出后，水平走行并发出分支。这些分支绝大多数不是终末支，而是与直径相似的血管连接。血管最终的连接密度和相关血管直径在不同的部位有所不同，但其效果是建立一个统一的、随机组合的血管网；没有足够的证据表明，不同区域的血供由不同穿支血管供应。这个血管网络（图4.1）为皮肤的血液供应奠定了坚实的基础。

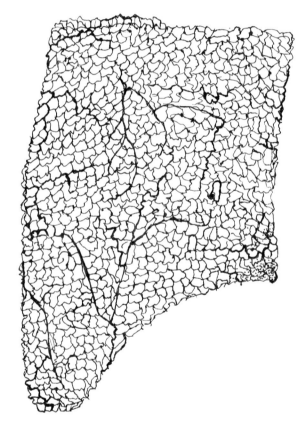

穿支血管清晰可见，各部位血管网密度相似。

图4.1　腹前外侧壁血管网

　　头、面部皮肤都有极其丰富的血液供应，但其解剖特征的差异导致了颧弓上、下方的血供模式有所不同（图4.2）。

　　颧弓下方皮肤的真皮和真皮下有丰富的血管网，主要由面动脉分支、面横动脉和眶下动脉以及颏部的血管供血。面动脉分支由面部肌间隙穿出，面横动脉出腮腺后在其导管稍上方的皮下走行；眶下动脉和颏动脉自相应的骨孔（眶下孔或颏孔）穿出。这三个供血系统发出的分支相互吻合形成血管网，以此为基础向真皮和真皮下血管网供血。

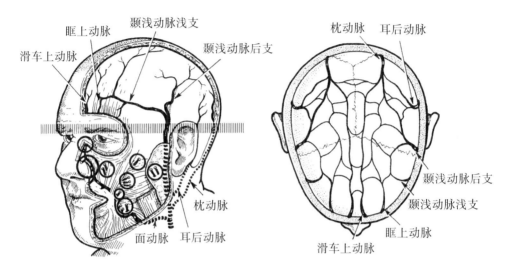

　　颧弓下方有丰富的真皮下血管网，由深部大血管的穿支血管供血。颧弓上方的血管网在皮肤和帽状腱膜之间的疏松组织内水平走行，与深部血管没有明显的关联，由头皮边缘的血管供血。

图4.2　颧弓上、下的血管模式

　　颧弓上方有粗而密集的血管在皮肤和帽状腱膜之间水平走行，相互吻合成网。这些血管多来自颧弓上方的周边区域，与深部血管没有连接。这种深部连接的缺失，意味着头皮部位的皮瓣延迟只需切开皮瓣两边即可，不必将皮瓣基底部分离。可利用颞浅血管和眶上血管、滑车上血管，在头皮和前额制作轴型皮瓣；头皮和前额皮肤的血管数量较多、直径较大且相互吻合成网，这使得随意皮瓣的形成和转移难度相对较低。

　　颈部皮肤和颈阔肌的大部分血液供应来自面动脉的分支，主要是颏下动脉分支和颈横动脉分支，与深部血管几乎没有连接。

　　躯干部深筋膜层没有非常明显的界限，皮瓣的掀起层次在手术切口平面，而不是有意保持在筋膜层水平。手术平面包含的组织层次取决于所在的具体部位；皮瓣掀起后，在有些部位会出现深部肌肉的裸露，而在其他部位腱膜表面仅有一层菲薄的网状组织残留。穿支血管穿过其下方肌肉或腱膜进入浅筋膜，在浅筋膜内水平走行，进一步分枝、变细。其外周血管直径与主要分支相似，并与毗邻的穿支血管分支连接（图4.1），形成连续的血管网。穿支血管的浅出位置和进入浅筋膜后的走行方向是恒定的。

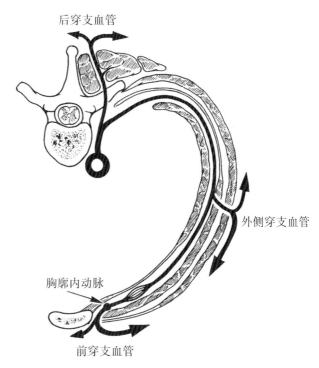

肋间神经、血管束呈节段性分布，有前穿支血管、后穿支血管和外侧穿支血管。

图4.3 肋间血管系统的穿支血管

肋间神经血管束呈节段性分布（图4.3），有前穿支血管、后穿支血管和外侧穿支血管。外侧穿支血管在腋中线上；前穿支血管在向胸壁外侧延伸的同时也扩大了其供血范围。上肢带骨的附着肌肉，尤其是胸大肌、背阔肌和斜方肌等的供血动脉也有分支发出。它们对正常皮肤的灌注量较小，对皮瓣和筋膜瓣设计的参考价值不大，但对筋膜皮瓣和穿支所在肌瓣的血液灌注有重要作用。

胸壁的穿支血管从胸骨侧方的肋间隙浅出（图4.4），经胸前壁向外侧走行，这是胸三角皮瓣的血管解剖基础。在肩胛区，除了后肋间血管的外侧穿支血管和后穿支血管外，旋肩胛血管的皮支供养肩胛骨表面的皮肤（图4.5），肩胛皮瓣的设计即以此为基础。

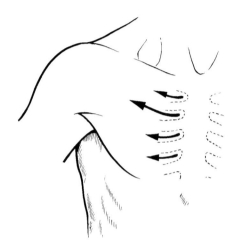

来自肋间血管系统的前穿支血管在肋间隙内向胸骨外侧走行，并向外侧穿过胸壁。

图4.4 胸前壁皮肤灌注系统

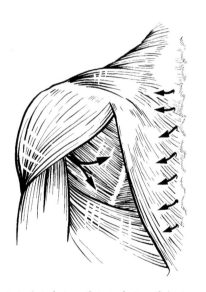

旋肩胛动脉皮支作为穿支血管与后穿支血管相连。

图4.5 肩胛区的血液灌注系统

第6肋间以下的神经、血管束不沿肋缘向上走行，而是沿肋骨初始方向向前下方走行至前腹壁（图4.6）；穿过腹内斜肌、腹横肌、腹直肌后鞘和腹直肌，在靠近中线的腹直肌前鞘处以穿支血管的形式浅出。

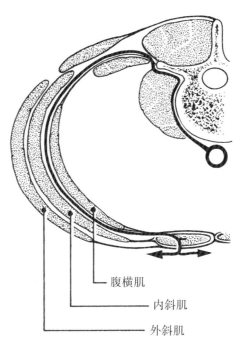

腹横肌

内斜肌

外斜肌

腹壁肋间动脉在腹内斜肌和腹横肌之间走行，穿过腹直肌鞘后壁到达腹直肌，与腹壁上、下动脉连接，穿腹直肌鞘前层形成穿支血管。

图4.6　腹壁肋间血管

　　腹直肌鞘内，腹壁上动脉和腹壁下动脉相互连接，在腹直肌内及其深部形成血管网，与肋间动脉连接后以穿支血管的形式供养腹壁皮肤（图4.7）。在下腹壁，穿支血管出腹直肌鞘后与腹壁浅动脉的分支相互连接在浅筋膜内形成血管网，腹壁浅动脉是股动脉的分支，在腹股沟韧带下方股三角处浅出（图4.8）。旋髂浅动脉是股动脉在此处的另一分支，两者共干的概率为48%；旋髂浅动脉与腹股沟韧带平行，是腹股沟皮瓣的供血动脉。腹壁浅动脉向上走行至腹直肌鞘内侧浅面，与腹直肌鞘的穿支血管吻合，是下腹壁皮瓣的血供来源。两组血管都位于浅筋膜内，在向外周延伸的过程中逐渐变浅。

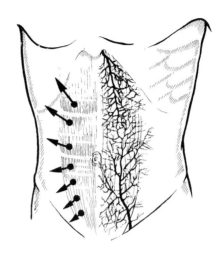

腹壁上动脉和腹壁下动脉的穿支血管在腹直肌鞘内相互连接，并与腹壁的肋间血管吻合（图4.6）。

图4.7　腹前壁的血管分布

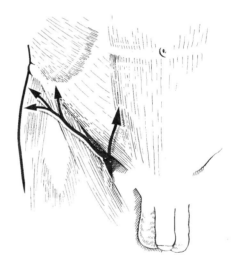

腹壁浅动脉和旋髂浅动脉由股动脉前壁发出，与图4.7所示的穿支血管连接。

图4.8　下腹壁皮肤的血供来源

四肢的深筋膜层结构清晰，为其表面的毛细血管网提供了"骨性"支架，皮肤软组织的血液供应来自此处的血管网络，并通过它进行分配。深筋膜环绕肢体分布，个别部位与骨膜、肌间隔融合。

与皮瓣设计关系较为密切的是前臂、上臂下半部分以及膝盖以下的深筋膜。尽管其强度、弹性和纤维的走行方向存在一定的不同，但它们有相同的结构基础和血管关系。

血管网在深筋膜的浅、深两面均有分布，通过筋膜内穿行的交通支相互沟通，由通过肌间隔向皮肤软组织走行的大血管分支供血；这些分支和躯干部的血管分支一样，被称为穿支血管；它们在四肢浅面的出现位置相对恒定。虽然偶尔从肌肉组织中有穿支血管出现，但就像躯干部的穿支血管一样，这些血管主要供养它们所在的肌肉组织，对表面皮肤的血供无明显影响。

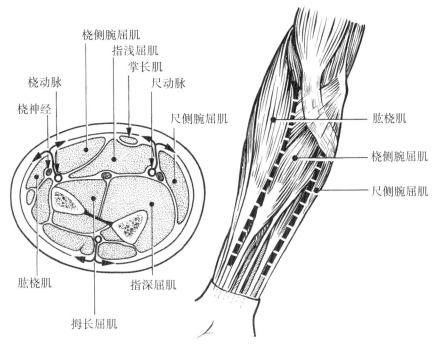

穿支血管来自前臂曲侧的桡动脉和尺动脉以及伸侧的后骨间血管。穿支血管走行过程中，穿过肌间隔浅出并在深筋膜给养层形成血管网，为皮肤提供血液供应。来自桡动脉的穿支血管在肱桡肌和桡侧腕屈肌之间的肌间隔内浅出，来自尺动脉的穿支血管在尺侧腕屈肌和指小伸肌之间走行。

图4.9　前臂皮肤血供

前臂（图4.9）给养层筋膜菲薄而有弹性。筋膜瓣掀起后肌肉在筋膜和肌间隔形成的鞘内自由移动，因为筋膜层没有穿支血管通过，很容易将其与深部组织剥离。桡侧和尺侧血管距离表面较近，提示穿支血管在肌间隔内短暂走行。

桡动脉起源的穿支血管从肱桡肌与旋前圆肌、桡侧腕长屈肌间的肌间隔穿出，是前臂桡侧皮瓣的血供来源。起源于尺动脉的穿支血管从尺侧腕屈肌和指浅屈肌间的肌间隔外侧浅出，为尺侧前臂皮瓣提供血液供应。

上臂外侧肌间隔（图4.10）依附于肱骨干，在肘关节和三角肌下缘之间，将肱桡肌和肱肌与肱三头肌分隔。臂深动脉的后降支在肌间隔内走行，分支供养筋膜层和其表面皮肤，是上臂外侧皮瓣的血供来源。

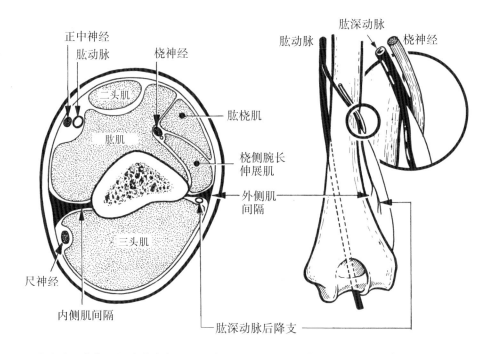

肱深动脉的后降支，也被称为中侧副动脉，为肱深动脉的末端分支之一，在外侧肌间隔和肱三头肌间的远端穿过，形成穿支血管浅出至深筋膜给养层，供养上方的浅层皮肤。

图4.10 三角肌止点以下的上臂外侧皮肤血供

膝与踝之间的小腿部分（图4.11），深筋膜给养层的韧性大、抗拉力强、弹性差，具有坚硬、牢固的特性。除了增加皮肤血液供应外，与肌间隔共同形成肌肉的起始点；深筋膜在近端与肌肉的腱膜性覆盖物融合。

穿支血管主要来自深部的胫前动脉、胫后动脉和腓动脉，每条血管都在自己的肌室内，穿支血管在肌间隔中走行较长距离后浅出，到达表面的筋膜层。腓肠肌和比目鱼肌在局部造成较大的体积失衡，肌间隔缺失；而依赖肌间隔的穿支血管系统被一系列胫骨后动脉的分支取代，穿过比目鱼肌和腓肠肌后浅出并加入小腿筋膜血管网。

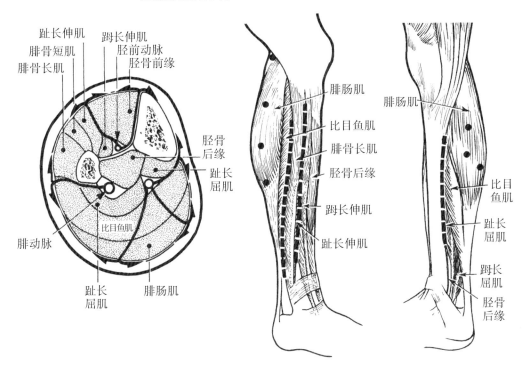

来自三个主要动静脉系统的穿支血管在肌间隔内向浅表穿行，到达深筋膜给养层后形成血管网，分支浅出供养皮肤。穿支血管沿着伸肌、屈肌等主要肌群的肌间隔方向线形浅出。在小腿等肌间隔缺失的地方，主要由穿过比目鱼肌和腓肠肌到达深筋膜的胫骨后血管供血。

图 4.11　膝与踝之间小腿皮肤的血供来源

　　胫前动脉的穿支血管沿裸露于皮下的胫骨前缘及胫前肌与腓侧肌室间的肌间隔线形分布。腓动脉的分支沿着腓侧与后侧肌室间的肌间隔发出。后侧肌室发出的血管分支，向内侧穿过指长屈肌和比目鱼肌之间的肌间隔，在裸露于皮下的胫骨后缘浅出。

　　胫后血管的分支也向后穿过比目鱼肌和腓肠肌，在腓肠肌两头的中间浅出；同时，也在腓肠肌正中与内侧缘之间以及正中与外侧缘之间的中线浅出。

皮瓣类型

　　根据组织成分和血供模式可以分为皮瓣、筋膜皮瓣、肌瓣、肌皮瓣和游离皮瓣。

皮肤和筋膜皮瓣

　　皮瓣几乎完全依靠浅筋膜内水平走行的血管供血，许多部位又有与深筋膜给养层相关的小血管网加强。

　　以此为基础，我们分出三种皮瓣类型——轴型皮瓣、任意皮瓣和筋膜皮瓣；每种皮瓣都有其血管解剖结构所赋予的独特几何形状，每种皮瓣都有其各自的特点和行为模式。

　　轴型皮瓣（图4.12）是以知名动脉及伴行静脉为供血血管，并以此血管为皮瓣长轴设计的皮瓣。

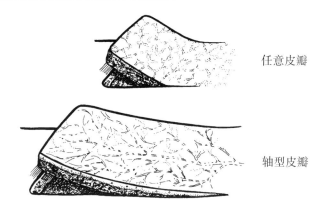

任意皮瓣

轴型皮瓣

　　无知名动、静脉血管供血的任意皮瓣，其长宽比一般是1：1；与之相比，轴型皮瓣含知名动、静脉血管，这就决定了其长宽比例不受严格的限制。

图4.12　任意皮瓣和轴型皮瓣

　　任意皮瓣（图4.12）不含知名的动、静脉血管；即使皮瓣的血管来源不明，也不影响皮瓣设计。最初使用"任意皮瓣"这一术语是为了区别于轴型皮瓣，随着将皮肤血供模式的理解应用到皮瓣设计之后，真正随机模式供血的任意皮瓣数量也随之减少。除了用否定性的术语以外，越来越难对这种皮瓣进行定义。局部皮瓣不包括筋膜层，而管状皮瓣修薄时亦去除了筋膜层，这也许是唯一可用的、比较恰当的术语。由于这类皮瓣血供模式的随机性，其大小和长宽比例就受到一定程度的限制。

两种皮瓣的血流动力学差异在每种皮瓣的皮肤颜色上都有明显的表现。正常轴型皮瓣的皮肤层，因为没有明显的血液循环而极度苍白。正常的任意皮瓣呈粉红色，轻压变白、压力解除后迅速恢复到正常肤色，其肤色的变化速度与周围皮肤无明显差异。

筋膜皮瓣在四肢比较常见，这些部位的深筋膜给养层可显著增加皮瓣的血液供应。长宽比例的限制在四肢皮瓣的设计、制作中特别严格。由于深筋膜给养层的加入，这种情况已经明显改善；皮瓣包含深筋膜给养层后，显著增加了皮瓣的血管的数量和安全性；其最终效果是使皮瓣在相当程度上摆脱了原来的长宽比例限制。

在实际操作中也发现，轴型皮瓣设计、制作时其范围多会超出供血血管的显示范围。在轴型皮瓣外围发现近似正方形的安全区域，可以视作真正轴型皮瓣外围存在的"任意皮瓣"。

肌瓣和肌皮瓣

将血供丰富的肌肉组织作为肌瓣来转移、覆盖不适合皮片移植的创面，并在肌肉表面再行皮片移植，证明是非常有效的创面处理方法。但在进行这样的手术时必须注意一些技术要领才能取得比较令人满意的治疗效果。

在肌瓣的血液供应不受影响的前提下，必须在没有张力和未对其施加压力的情况下进行转移。血液循环障碍通过观察肌纤维表面的颜色就可发现，血供不足时颜色稍暗。转移过程中要避免张力和压力的产生，这就意味着肌肉通过深筋膜或皮下组织隧道到达拟修复创面的整个过程必须非常谨慎。下肢的深筋膜致密而缺乏弹性，相比皮肤而言，更容易对肌瓣产生张力或压力。因此，深筋膜隧道的制作必须足够宽松，甚至可以去除部分组织以增加隧道的空间。

肌瓣转移后的早期阶段都会有一定程度的肿胀；因此，制作隧道时一定要预留出这部分空间。肌肉承受不了较大张力的缝合或对肌纤维的挤压，所以缝合时包含肌肉组织量不能过多，以可靠固定而不产生张力为度。如果条件允许，在分离肌肉时尽可能捎带些许肌腱边缘，以便缝合固定时将其作为进针点缝合，既能牢靠固定，又可避免缝合对肌肉的损伤。

当用断层皮片移植覆盖肌瓣时，皮片暴露移植是最佳方案，能避免打包加压对肌瓣的影响。可以用延迟暴露移植，肌瓣的暴露部位可间断用敷料覆盖。或者，进行一期网状皮片移植。网状皮片移植可以使肌瓣渗出物在不移动皮片的情况下向外排出，网格化皮片之间的间隙愈合速度也很快。

将肌瓣表面的皮肤组织包含在内形成的肌皮瓣，在临床上广泛用于创面的修复；皮肤血供为与深部肌肉相连的血管网。在这类手术中，保证皮片成活是重点，肌肉仅仅作为载体。

早期制作的筋膜皮瓣，肌肉全长均有皮肤覆盖；因此，皮肤除自身原有的血供外，还有来自深部肌肉的血液供应。现在认为，肌肉提供给表面皮肤的血液供应完全能满足其存活所需；因此，现在肌肉表面只携带可覆盖创面大小的皮肤同肌肉一起转移。皮肤和肌肉之间的附着并不总是牢靠，这类复合组织瓣转移时要注意避免对两者之间的血管产生剪切力和张力。

皮肤和肌肉结合形成的肌皮瓣是最常用的组织瓣，但肌肉和骨骼之间的连接也被成功地开发用于血管化骨的转移。

游离皮瓣

游离皮瓣技术，包括只有一组动、静脉供血的皮瓣转移。将皮瓣掀起、在血管蒂处离断、转移到皮瓣受区，与受区合适的血管吻合，重新建立有效的血液循环。该方法最初用于轴型皮瓣。很快，由于血管的有无、长度和直径的不可预测性，无法推广使用。目前使用的游离皮瓣血管直径大和血管蒂长，这两个因素使游离皮瓣移植在技术上更加容易操作，手术效果也更加稳定、成功率高。

游离组织转移的概念也被推广到供血血管特别集中的肌皮瓣和筋膜皮瓣，其口径和长度足以满足血管吻合的需要；目前也包括游离骨移植。根据组织移植需要，有时需要将皮瓣内伴行的神经与合适的受体神经（运动神经或感觉神经）缝合。

在游离皮瓣转移时，皮瓣的动、静脉血流均通过吻合后的血管进行，这与非游离皮瓣依靠供瓣区给养形成明显的对比；因此，在设计皮瓣时，其范围必须控制在动脉血供所能涉及的范围内。临床上使用的各种皮瓣的安全范围基本上都很明确，在后续个别皮瓣的讨论中将酌情讲解。

皮瓣的几何结构

张力的形成对皮瓣转移各个阶段的血液灌注都会产生影响，良好的皮瓣设计是避免张力产生的关键。当皮瓣由知名血管供血时，无论是带蒂皮瓣，还是游离皮瓣，涉及供血血管的操作都是手术重点。无知名血管的皮瓣，皮瓣的任何部位都应避免产生张力。

皮瓣设计时适度增加皮瓣面积是避免张力产生的有效措施。紧扣缺损面积的大小、吝惜供瓣区皮肤而设计皮瓣是极不可取的；不能将皮瓣在大于正常张力的情况下缝合至受区，如果要与正常张力有所不同的话，那也应该比正常张力要低一点。将过大的皮瓣修小很容易，但要将其增大就很难做到。

皮瓣的旋转点应该在设计阶段将其确定；它是皮瓣转移过程中旋转的中心点。旋转点与转移前皮瓣各点之间的距离，不得小于旋转点与各点转移后所在位置之间的距离，这一原则适用于所有类型的皮瓣。

肌瓣或筋膜皮瓣的旋转点是神经血管进入皮瓣的位置（肌门）；皮瓣的旋转点位置较难预测，会在相关皮瓣的讲解中进行讨论。

在远位皮瓣和某些跨越正常皮肤转移的局部皮瓣，以旋转点为主的设计方法不太适用，而逆行设计更为有效。用纱布或塑料等代替皮瓣，从皮瓣受区向转移前所在位置反向、模拟皮瓣转移，以避免手术中耗时过长、病人无法长时间保持特定姿势；手术医生也有充裕时间对皮瓣进行设计，避免皮瓣过小、过短或转移过程中扭转。需要逆行设计的皮瓣类型越来越少，这种方法并不常用。

皮瓣的血供需求决定了其大小、形状和厚度；为了取得最佳的手术效果，需要在皮瓣转移完成后对其进行后续的修整、修薄和Z成形，这在皮瓣转移中不是必需。

血供不足

在皮瓣和肌皮瓣中，机械张力和扭转是血供障碍的两个常见原因。避免张力产生的措施已经讨论过了。皮瓣扭转造成血液通过扭转轴线时部分或完全受阻，扭转位置在蒂部时整个皮瓣都有缺血坏死的风险；皮瓣缺乏弹性时尤为如此。

肌瓣或肌皮瓣中，肌肉受压是血供障碍最常见的原因，蒂部扭转次之。肌肉受压的常见原因是隧道太窄、卡压；深筋膜和皮肤张力过大也是可能的原因，当深筋膜给养层坚硬、缺乏弹性时，造成卡压的可能性更大。

肌肉筋膜瓣蒂部轻度受压就会影响皮岛部分的血液供应，即使肌肉能够存活，皮岛也很容易坏死脱落。

游离皮瓣血液循环障碍几乎都是由血管吻合处的问题造成的；对它的发生、发现和管理是游离皮瓣手术后护理的基本要求，相关内容的讲述也以此为基础。

皮瓣坏死

任意皮瓣坏死的早期表现为，皮肤急性充血、发绀，轻压时瞬间变白，压力解除后血管再次迅速充血。随着病情的发展，轻压后变白的现象越来越不明显，直到有效血液循环停止，轻压无任何反应。此时，受累区域无明显边界，且逐渐扩大，直至达到特定的皮肤区域后不再继续，该处皮肤血管容量不仅要能够满足基础代谢的需求，而且还要能承受邻近组织坏死引起的炎症反应所增加的血管负担。皮瓣坏死的进展较快，一般1～2天。

轴型皮瓣坏死的演变过程不同，且不同临床表现对应的病理生理还不完全清楚。坏死的形成需要几天的时间，在此期间很难确定皮瓣是否能够恢复。坏死早期皮瓣肤色不是健康的苍白色，而是循环变缓引起的淡紫色。以上现象并不普遍，早期容易被忽略。皮瓣外观数天内几乎没有变化，有时会短暂好转，最后坏死变得明显。进展缓慢的坏死过程给了皮瓣边缘与周围组织间血管重建的时间；最后，坏死区域呈孤立的"岛状"。预示循环缓慢的淡紫色很容易识别；尽管可能要过几天才能被最终确认，其外观通常意味着皮瓣坏死不可避免。

肌肉筋膜瓣包含两种组织，坏死的演变过程更为复杂。一般情况下，皮岛坏死脱落而肌肉存活裸露，需要进行皮片移植覆盖肌肉表面。最可能的情况是，肌肉筋膜瓣的皮肤组织是作为皮肤替代物使用的；当皮瓣被用来重建口内缺损时，基本不可能在肌肉表面进行皮片移植，这时需要缺损区周围黏膜的上皮细胞逐步爬行、促进创面愈合。口腔内创面愈合的速度快、效果好。

游离皮瓣坏死的演变过程与皮瓣的手术后管理密切相关，并就此进行了讨论。

缺血坏死的预防

做好皮瓣设计是防止皮瓣坏死最重要的措施。任意皮瓣设计时需考虑长宽比例、手术后水肿导致的张力增加等。在轴型皮瓣设计中，要确保皮瓣将其供血动、静脉包含在内，且不超过安全长度。这些因素在不同的皮瓣中都是不同的，我们将逐一进行讨论。

当任意皮瓣应用较多时，对于没有可靠血液供应的皮瓣，皮瓣延迟技术常被用来提高其血供效率。随着任意皮瓣使用的减少，其需求量也大大降低；虽有轴型皮瓣的存在，但任意皮瓣仍有其较为广阔的使用范围，涉及的更多相关技术在本章有更详细的讨论。

手术后血肿的形成很容易引发恶性循环，最终导致皮瓣坏死。如果皮瓣掀起的层次正确无误，这种并发症发生的概率较低，手术平面走行的血管较粗、数量较少，出血容易控制。皮瓣暴露结合放置负压引流，有助于降低血肿的发生概率和严重程度；皮瓣暴露方便持续观察血流灌注情况、通过闭合皮瓣与受床间的界面进行负压抽吸引流。闭合引流的确能够处理少量淤血，但仍须仔细观察有无大量血肿导致的皮瓣局部隆起，这是由于出血量较多、超过了负压引流的极限。如果发生，必须再次掀起皮瓣，清除积血后彻底止血。

以前，许多常规使用的皮瓣安全范围很小，缺血坏死发生的风险较高。因此，对皮瓣出现循环障碍的处理方法进行详细描述就不难理解了，例如冷敷"以降低代谢率"、滴注低分子葡聚糖、高压氧疗等，虽然方法比较多，但基本上都没有令人满意的效果。

轴型皮瓣和肌肉筋膜瓣的使用一定程度上降低了皮瓣缺血坏死的发生，也使人们慢慢接受了这一现实：以前采取的任何干预措施，都无力影响皮瓣坏死的进程。

游离皮瓣制作完成后，若对皮瓣血液循环状态有疑虑，早期采取措施进行干预是抢救成功的关键；这部分内容在游离皮瓣的手术后管理中将进行讨论。

皮瓣和筋膜皮瓣的临床应用

皮瓣制作

躯干部皮瓣的掀起平面位于深筋膜和肌肉或腱膜之间。四肢部位可以在深筋膜给养层的浅面或深面；但包含深筋膜给养层后，能额外增加皮瓣的血液供应，是多数医生愿意在此平面形成皮瓣的原因。面部没有类似的天然平面，掀起皮瓣时必须自行选择；一般为真皮下的脂肪浅层，这一平面包含了面部丰富的真皮下血管网，而不会伤及面部神经或肌肉。头皮的剥离平面位于帽状腱膜和颅骨膜之间，几乎没有血管穿过这一层次。前额部的标准平面位于颅骨膜表面，但小的皮瓣也可以在皮肤和额肌之间的平面形成（图4.13）。

在这些平面形成的皮瓣，供瓣区的继发缺损可以采用皮片移植进行覆盖。

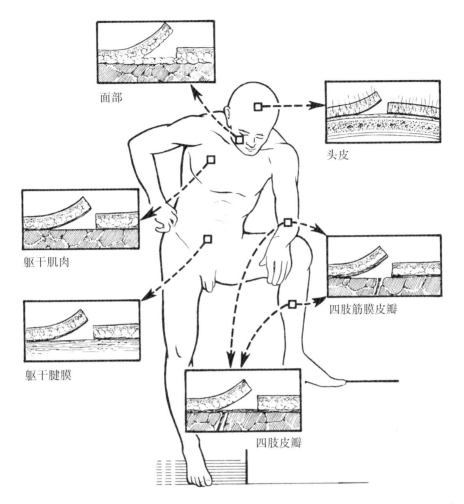

面部

头皮

躯干肌肉

四肢筋膜皮瓣

躯干腱膜

四肢皮瓣

头面、四肢和躯干皮瓣和筋膜皮瓣的掀起平面如上图所示，四肢皮瓣的掀起平面取决于皮瓣类型（皮瓣或筋膜皮瓣）。

图4.13 不同部位皮瓣掀起平面

皮瓣修薄

皮瓣修薄通常是为了与缺损区的厚度匹配，或形成皮管时没有张力产生。随着任意皮瓣使用频率的减少，真正需要进行皮瓣修薄（图4.14）的情况不多，尽管其边缘脂肪仍然需要例行剪除；因为凸出皮瓣边缘的脂肪小叶使切口边缘很难整齐对合、皮管边缘缝合后张力增加。不同部位、不同皮瓣所能承受的、安全的修薄程度有很大差异。

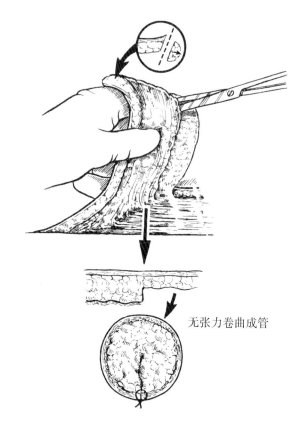

无张力卷曲成管

轴型皮瓣的修薄必须相当小心地进行，以避免意外损伤皮瓣的轴向血管。

图4.14　皮瓣修薄+边缘修整后无张力卷曲成管

　　面部丰富的真皮下血管网，使得对此部位的较小皮瓣进行较大程度的修薄成为可能。较大的皮瓣很少需要减薄，它们的初始厚度通常接近最终厚度。头部皮瓣在帽状腱膜下掀起，头皮的组织特征决定了无法对其进行有效修薄。除了筋膜皮瓣外，很少对四肢的皮瓣进行修薄，因为深筋膜给养层内的血管是整个皮瓣的血供来源，而皮瓣的皮下脂肪层没有厚到必须去除的程度。

　　躯干部轴型皮瓣是否需要修薄取决于皮瓣部位和病人性别。大多数男性的胸壁和上腹壁脂肪含量适中，通常不需要修薄，去除皮瓣边缘的脂肪就可以了。

　　女性因为有乳房的存在使这一问题相对比较复杂，特别是乳房大而下垂并参与皮瓣组成的情形。这时应毫不犹豫地修薄皮瓣的乳房部分，使其与皮瓣的整体厚度匹配。而下腹壁或腹股沟处游离皮瓣的修薄问题就没那么容易解决了；在许多成年人中，这一部位的脂肪是很厚的，这可能是皮瓣选择时改用其他皮瓣的原因。这一问题在腹股沟和下腹部皮瓣的相关章节中进行讨论。

皮瓣修薄时，应手持皮瓣判断需要保留的脂肪量；因为触觉能比视觉更准确地感知修薄的均匀程度。

预防感染

许多皮瓣的血管储备不能完全令人满意；因此，要避免对循环的过分苛求。除了正常的循环负荷之外，炎症反应能增加皮瓣的循环负荷，因此，要从两个方面着手防止其发生：防止血肿形成和消除创面。

防止血肿形成

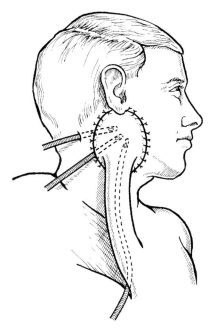

管状皮瓣远端下方放置负压引流管，确保皮瓣与深部组织粘连——采用单独切口或皮瓣边缘切口，将负压引流管经皮管全长放置在皮瓣下方。

图4.15　负压引流管的放置

手术中务必彻底止血；手术后放置负压引流是预防血肿最有效的措施。转移皮瓣的面积越大，越需要放置负压引流以确保皮瓣与受床间迅速黏附而不被血肿分离。在有中心负压的地方，可使用带备用开口的宽口径导管，这样引流效果较好；引流管（图4.15）可以通过皮瓣边缘切口或独立的穿刺切口放置在皮瓣下方。如果皮瓣的桥段已制作成皮管，就将引流管沿其长轴插入到皮瓣远端的下方。

除继发感染外，血肿还阻止了皮瓣快速有效地黏附在受床，延长了皮瓣与受床间建立有效血液循环所需的时间。

闭合原始创面

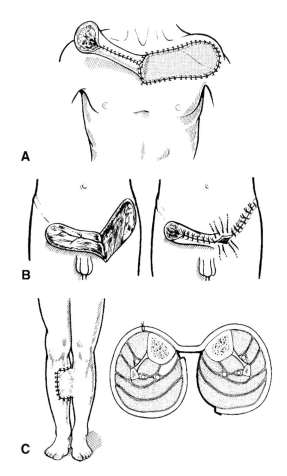

A 胸三角皮瓣转移。皮瓣桥段做成皮管，断层皮片移植覆盖胸部继发性缺损和桥段暴露创面。

B 腹股沟皮瓣转移。皮瓣桥段做成皮瓣，继发缺损直接拉拢缝合。

C 交腿筋膜皮瓣转移。继发缺损和皮瓣桥段暴露创面行断层皮片移植。

当皮瓣短而宽，技术上无法形成皮管时，可采用断层皮片移植来覆盖皮瓣桥段创面，如图 C 所示。

图 4.16　各类皮瓣和筋膜皮瓣转移过程中避免创面外露的方法

创面包括皮瓣掀起后形成的继发缺损和皮瓣自身的深表面。本书列举的所有病例中，继发缺损形成的创面均以直接拉拢缝合或断层皮片移植的方式来闭合。

面部的继发缺损因局部皮肤较松弛，通过分层间断缝合闭合即可。在其他部位，由于皮瓣面积略大或皮肤相对紧致导致供瓣区很难直接闭合，许多继发缺损不得不采用断层皮片移植覆盖。

皮瓣自身的创面通常是其桥段，可将其转换成皮管来闭合。将躯干部皮瓣的桥段制作成皮管通常是可行的，但面部和头皮的皮瓣很少有做成皮管的。幸运的是，面部和头皮瓣一般都有很好的血管储备，使其能够承受创面暴露产生的一系列不利影响，创面局部感染对皮瓣和供区的损害不大。四肢皮瓣的创面通常是其桥段，一般短而宽，不太适合制作成皮管，而采用皮片移植来闭合创面是比较理想的选择（图4.16）。

皮瓣延迟

皮瓣延迟（图4.17A）最初是用来重构任意皮瓣的血流方向和血管容量使皮瓣拥有更为合适的长宽比例。随着轴型皮瓣的出现，该技术也被用于增加皮瓣固有的安全长度。皮瓣延迟的目的是促使其适应并依赖皮瓣蒂部的血液供应，而不是在转移后增加供血负荷；通过这种方式的"训练"，诱导其血供沿皮瓣长轴定向流动，但这一假设尚未得到证实。

正如最初使用的那样，根据皮瓣设计要求，切开拟阻断的皮瓣边缘，使该部位血流阻断，切口原位缝合；这样只是阻断了皮瓣边缘进入的血管，如果需要将皮瓣深面进入的血流同时阻断，就要将皮瓣底部分离。若一次延迟风险较大，可分期对皮瓣进行延迟，每隔7～10天一次。

用类似延迟的技术，增加轴型皮瓣超出固有的安全范围；使用时将超出部分掀起，仅与皮瓣安全长度的远端相连；延迟完成后将轴型皮瓣及其超出部分按初始设计方案转移。通过延迟增加的皮瓣部分被称为母瓣末端延迟。

在皮瓣转移的其他阶段也可能需要延迟（图4.17B），特别是在轴型皮瓣。以手腕为载体且已经转移至手腕的皮瓣，或华尔兹式转移的皮瓣，拟行断蒂者。断蒂的作用是切断其轴向血流，轴型皮瓣断蒂后即变为任意皮瓣。断蒂意味着皮瓣营养供给转而依赖通过载体或华尔兹式转移修复缺损区而建立的血液供应，这可能不足以维持其存活。原有轴向血管的血液供应在皮瓣形成之前完全可以满足其基础需求；因此，皮瓣在掀起之前没有任何驱动因素促使其建立另外一套供血系统；所以，在轴向血供能够维持整个皮瓣存活之前，其供血效率必须提高。这可以通过皮瓣蒂部的延迟来实现，目的是减少通过蒂部的轴向血流，而不是将其完全切断。

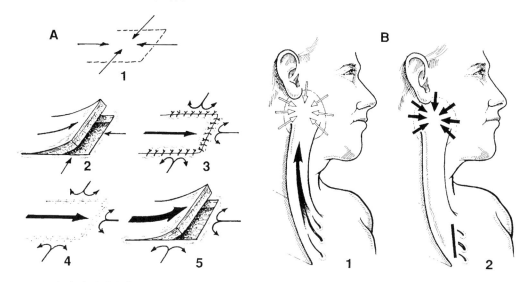

A 任意皮瓣的长宽比大于1∶1时，采用延迟的方法减少皮瓣转移可能出现的缺血坏死。皮瓣设计（1）完成后掀起（2），这时，除进出蒂部的动、静脉血管外，皮瓣各边的供血血管完全离断。皮瓣原位缝合，10～14天后再次掀起并转移至受区。在此期间（3、4），皮瓣的血液供应依靠通过蒂部血管供给，而其供血的效率有所提高；因此，在实际的转移过程中能够给皮瓣提供有效的血液灌注（5）。必须明白，皮瓣底层分离后，其深层血供已经被阻断了。

B 皮瓣延迟可增加到达皮瓣远端附着处的血流，这里以胸三角皮瓣为例。

（1）显示皮瓣延迟前轴向血管血流充裕，而到达远端附着处的血流较少，相比而言（2）皮瓣延迟术离断轴向血管后增加了通过皮瓣远端附着处的血流。

图4.17　皮瓣延迟术

延迟是通过离断部分皮瓣蒂部来实现的，但更重要的是要确保轴向血管，特别是轴向动脉，在延迟的过程中被离断。其作用是降低经过皮瓣蒂部的灌注压来改变皮瓣的血流动力学，并增加手腕等受区对皮瓣的血液供应。这种延迟通常在皮瓣转移到手腕等中间站的3周后进行。延迟手术后1周将皮瓣蒂部完全离断。

　　未对皮瓣蒂部进行分次离断可能导致大面积皮瓣坏死。如果到达皮瓣远端附着处的血流量不足，即使是任意皮瓣也应分次断蒂。

皮管和直接皮瓣的临床应用

　　管状皮瓣和皮瓣均有蒂部，但其几何结构和血供模式不同。典型的管状皮瓣具有轴向血管，相对于宽度而言轴向距离更长，桥段容易制作成皮管。典型的直接皮瓣为随机供血模式，因此相对于其宽度而言纵向距离更短。因此，不能制作成管状。两种皮瓣从供区到受区的转移过程通常涉及多个阶段。

管状皮瓣转移的原理

　　皮瓣掀起后将其桥段制作成管状，为下一步转移做准备；皮瓣远端维持展平状态不制作成管，用于覆盖皮瓣受区或与腕部等载体建立新的血液供应。受区的形状、大小与皮瓣远端创面相似，转移至受区后边缘缝合固定，以覆盖创面或建立新的血液供应。

　　使用较多的管状皮瓣是胸三角皮瓣和腹股沟皮瓣。胸三角皮瓣几乎都是跨越正常皮肤区域的华尔兹式转移，操作时以蒂部为旋转点，覆盖下面部或颈部等皮瓣远端可触及部位的缺损。腹股沟皮瓣转移方法与前者相似，主要用于下腹壁或对侧腹股沟区创面的修复。手和前臂的缺损也是腹股沟皮瓣的修复范围；以腕部为载体的华尔兹式转移可以修复更远部位的皮肤缺损。

　　在华尔兹式转移中（图4.18），根据皮瓣远端所能触及的范围和形状对皮瓣拟修复区做相应的准备使其相互匹配。手术后3周断蒂，未利用的皮管部分展平、回归原位。对于转移所涉及的上述内容、是否需要延迟以及皮瓣转移至受区前是否需要分次断蒂等内容，将在下面讨论。

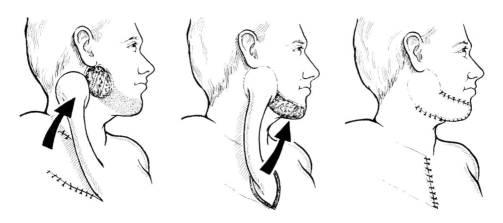

由于技术原因，一次手术无法修复整个缺损区时采用这种转移方式。首次手术覆盖部分缺损，剩余创面二期手术修复。

如果首次转移后没有发生皮瓣坏死，二期手术必须在正式的皮瓣延迟后方可进行，如图4.17B所示。

图4.18 管状皮瓣的华尔兹式转移

以腕部为载体进行皮瓣转移时（图4.19），皮瓣远端边缘设计为半圆形，将桥段制成皮管后皮瓣远端就变成了圆形。通过去除半环形、"活板门"样的皮肤和筋膜组织，在腕部"中间站"制作与皮瓣远端同等大小的半圆形创面。这样能使皮瓣远端与"中间站"间的接触面积最大化，从而提高血管连接的速度和效率。将皮瓣末端轻压在"中间站"皮肤表面印模，依据留下的印模形态确定"活板门"的大小，根据皮瓣转移方案的不同，一般选择腕部的尺侧或桡侧缘作为"中间站"。将位置选在手腕边缘的好处是，"活板门"翻起后与原始创面在一个层次；这样，缝合完成后"活板门"与皮管间的过渡相对平滑，皮瓣远端覆盖"中间站"后也显得相对流畅。另一个变量是皮瓣与前臂附着的角度。这点取决于皮瓣二次转移时前臂和腕部的位置。"活板门"掀起形成的"铰链"方向与皮瓣的预期方向垂直。

皮瓣转移的下一阶段涉及蒂部的离断。如果皮瓣有轴向血管，断蒂前必须进行皮瓣延迟，其原因在本章已经进行过讨论，时间通常在转移到"中间站"后3周。延迟手术后1周完全离断蒂部，管状皮瓣留在腕部。

以腕部为载体，根据皮管远端能够触及的受区范围，展平皮管，去除受区相同面积、形态的皮肤，将两者贴合、缝合固定。手术后第3周，将皮瓣与腕部"中间站"离断、闭合腕部创面；皮瓣完全转移至受区，完成转移。

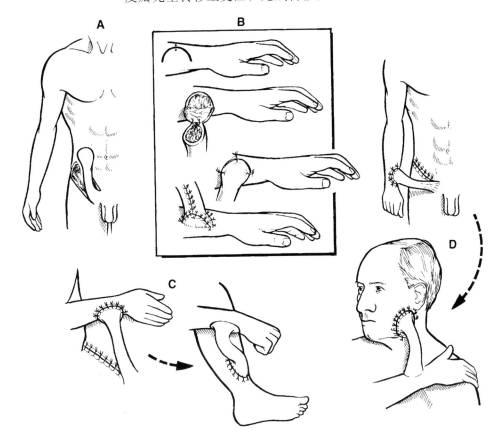

当单蒂皮瓣（A）制作成皮管时，其远端形成圆形的创面。在腕部侧面设计并制作半圆形"活板门"（B），目的是形成形状、大小与皮瓣远端的圆形创面适应的皮肤缺损，如A所示。将皮瓣远端圆形创面与腕部对应皮肤缺损区缝合。根据皮瓣转移的方向，将"中间站"设计在腕部的尺侧或桡侧侧缘。皮瓣延迟后，将管状皮瓣从其蒂部离断，如图4.19B所示，并将其携带在腕部转移至拟行重建的位置，与缺损区缝合固定；图4.19C、D分别为小腿和咬肌区。

图4.19　以腕部为载体的管状皮瓣转移

直接皮瓣的转移原理

标准的直接皮瓣相对较短，因此，供瓣区与受瓣区尽可能毗邻以方便皮瓣转移。当受瓣区是上臂或手部时，可将其置于供瓣区，例如上腹部；当皮瓣从一条腿转移到另一条腿或脚时，两者要彼此靠近，如交腿皮瓣（图4.20）。在交指皮瓣（图11.19）或交臂皮瓣（图11.19）转移中同样存在类似的问题（图11.15）。只有供、受瓣区相互邻近，才能顺利完成详细、周密的皮瓣转移计划。

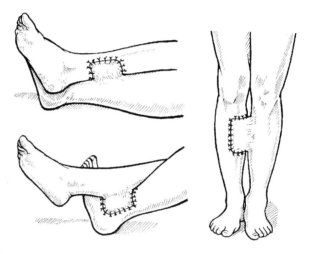

手术前、手术后保持相同的肢体位置，可利用石膏绷带将肌肉轮廓准确贴合、固定。

图4.20　交腿皮瓣的常用姿势

任意血管模式决定了标准直接皮瓣的长宽比例为1∶1，尽管改良后的肌肉筋膜瓣长宽比例有所增加；但要避免皮瓣坏死，需将皮瓣设计作为整个皮瓣转移过程的关键；逆行设计是常用的验证方法，在本章已经提及。避免产生张力和剪切力以及皮瓣扭转，并确保患者处于尽可能舒适的姿势以避免移动，这对皮瓣成功转移至关重要。

皮瓣掀起、转移至受区后留下的供区继发缺损，若无法直接拉拢缝合，就需进行断层皮片移植，并将移植皮片延伸作为皮瓣桥段衬里，避免不必要的创面外露。

利用弹力绷带（图4.21A）配合沙袋或枕头固定关节，防止皮瓣部位牵引力和剪切力的产生；患者回到病床时要对手术中摆放的姿势进行必要的调整。

皮瓣转移到下肢时，通常使用石膏绷带固定（图4.21B），要求手术医生有相关的专业经验，必须慎重使用。石膏绷带可以在手术中使用，但预制的优点是毋庸置疑的。手术前、手术后保持相同的肢体位置，使石膏准确地贴合肌肉轮廓，可以在关键的位置使用一定长度的环形石膏，用于手术后支撑，例如用扫帚柄的长度，使肢体在正确的位置上稳妥固定。

相关肢体固定3周后断蒂，具体如下：

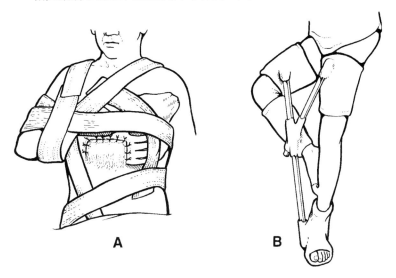

用直接皮瓣修复手部创面时可用弹力绷带固定（A），交腿皮瓣转移时使用预制石膏固定（B）。

图4.21 固定方法

这类皮瓣转移后，由于长时间的固定，普遍存在关节僵硬问题。对于年轻患者，固定装置拆除后这一症状很快就会消失；若打算对老年患者使用这一方案，须考虑患者能否耐受长时间的运动限制，权衡利弊后再做决定。

断蒂和插入

带蒂皮瓣转移至少需要3周的时间，才能使受区与皮瓣间建立的血管连接独立、可靠地承担皮瓣的血液供给，并为下一步转移做好准备。近年来，采用多种测试方法来评估血管连接的效率，希望可以缩短这一时间，每次都是不了了之。更重要的是，3周后转移是否安全。在这样的评估中，皮瓣连接的范围、断蒂后依附的皮管长度是更值得考虑的因素，但周围瘢痕、愈合速度、局

部有无硬化和血管反应也是评估血管流量是否充足、皮瓣能否安
全转移的因素。

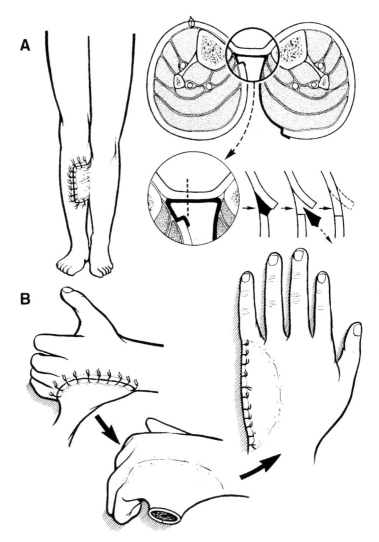

A 直接皮瓣断蒂与插入分期进行。皮瓣和受区的连接处有楔形纤维
组织形成，将其切除后皮瓣才能插入遗留的缺损区。皮瓣在第3周末断
蒂，但是楔形纤维组织的切除和嵌入延后1周进行。

B 管状皮瓣分期离断与插入。皮瓣在第3周末断蒂，但插入延迟1
周进行。

以上两个手术案例中，皮瓣断蒂和插入时涉及的楔形纤维组织切除
对皮瓣边缘血供有负面影响，除非手术分期进行，否则容易造成皮瓣边
缘坏死。由于头、面部血液供应充裕，因此断蒂与插入不一定分期进行。

图4.22　断蒂与插入分期进行

若在皮瓣插入前进行断蒂，把断蒂与插入分为两步进行更为安全，即使只剩皮瓣边缘需要插入，也要分开进行。就皮瓣而言（图4.22A），皮瓣与受区连接处有楔形纤维组织形成，必须将其剥离并去除，以便皮瓣能整齐插入创缘。管状皮瓣（图4.22B），即使皮瓣残端余留部分不是很多，也同样需要将皮管展平。每一例手术需要剥离的地方可能不多，但它会对皮瓣掀起部分的血供产生不利影响，边缘处容易坏死、脱落，形成"边缘坏死"。头、颈部丰富的血液供应使皮瓣断蒂和插入一期完成相对安全，发生"边缘坏死"的风险较小；即便如此，若有任何怀疑，就应分期进行断蒂和插入手术。

如前所述，当需要插入的皮瓣较长时，必须在皮瓣蒂部进行延迟（图4.17）。在正式断蒂并完成插入前一周，要确保离断轴向血管。另外，如果没有足够的把握，皮瓣断蒂后再向后延迟1周进行皮瓣插入手术。

临床应用

"华尔兹"式转移是临床常用的皮瓣转移技术，如交指皮瓣；交臂皮瓣也偶尔使用，其他形式的转移只占很小的比例。现在已经有了更快、更安全的替代方法，这些方法对患者的耐受性要求更低，而且只有在这些新方法失败的情况下才会使用前者。随着较多的替代方案出现，目前这类手术并不常见。

易位和旋转皮瓣的临床应用

皮片移植无法覆盖的皮肤缺损，可以局部皮瓣的形式，利用缺损区周围组织进行修复。皮瓣转移形成的继发缺损可通过直接缝合或游离皮片移植来闭合。

当皮瓣向侧方移动进入原发性缺损区时，称为易位或易位皮瓣；旋转后进入缺损区时，称为旋转皮瓣（图4.23）。实践中使用的许多皮瓣不同程度上都是这两种原理的结合；而特定的皮瓣，往往以占主导地位的原理命名。

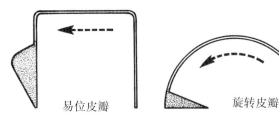

两种皮瓣进入缺损区的方式不同，前者侧移，后者旋转。

图4.23　易位和旋转皮瓣

开始时我们就必须强调，皮瓣的设计、制作和转移并不是轻而易举就能掌握的。手术医生必须牢记，皮瓣血供异常极易产生比原发缺损更大的畸形。这些无法用语言详尽地描述，因为每个皮瓣都有各自的问题。特别是面部皮瓣的选择、评估、设计、空间信息等，都来自临床经验。这里讨论的重点，是支撑创面重建的原理性问题。

皮瓣转移在很大程度上依赖组织的弹性，但在设计时不应依赖这一点。相反，应该将其看作附加的保障因素。将其看作是几何学相关的技巧，在临床实践中更有可能免于麻烦。

皮瓣设计

经典的易位皮瓣、旋转皮瓣，其设计的总体原则如图4.24所示。

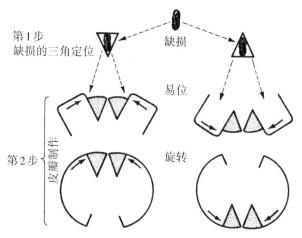

步骤1，选择移位皮瓣或旋转皮瓣蒂部的方向；步骤2，选择缺损区的一侧作为皮瓣所在的位置。

图4.24　易位皮瓣和旋转皮瓣的设计步骤

无论是哪一种皮瓣的设计，第一步都是将缺损区的形状转变为等腰三角形，即缺损的三角定位，这一步通常需要牺牲缺损周围的一些正常组织。在皮瓣的制作过程中，三角形的其中一个等边看作皮瓣的一边，而皮瓣转移的作用是将这一边移动到三角形的另一边，闭合缺损。

缺损区的初始形状决定三角形的顶和底部，将三点连接，即可形成三角形；对于长而窄的缺损，可以把三角形的顶点放在缺损的任意一端，皮瓣蒂部与三角形的顶相邻；而三角形的顶应选在组织可利用性和血液供应相对较好的缺损端。

三角形确定后，在组织可利用度较大的缺损区一侧设计皮瓣。

易位皮瓣

易位皮瓣通常设计为毗邻三角形缺损的矩形皮瓣，向缺损区侧向移动即可覆盖创面。

皮瓣转移后在供瓣区形成比原始创面略大的继发性缺损，若不能直接拉拢缝合，多用断层皮片移植来闭合创面。

虽然经典的易位皮瓣是矩形的，但其长宽比例取决于皮瓣所在位置的血供情况、皮瓣血供类型（任意皮瓣或轴型皮瓣）和皮瓣组织结构（皮瓣或筋膜皮瓣）等因素。

头、面部皮肤的血供丰富，即使皮瓣不含知名血管，其长宽比例的限制相对较为宽松，所以，经常将此类皮瓣设计为矩形（图4.25），而不是正方形。

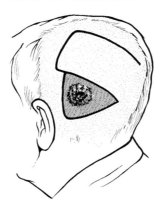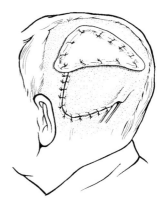

头皮血供丰富，皮瓣的长宽比例比其他部位要大；其他部位的皮瓣如果没有知名血管，其标准的长宽比例是1：1。

图4.25　头皮肿瘤切除后颅骨外露，使用易位皮瓣覆盖创面

　　躯干部皮瓣设计时，若能找到穿支血管在体表的位置且将其包含在内，将极大地提高皮瓣的安全性；临床上，由于其他重建技术的普及，此类皮瓣的应用受到了一定程度的限制。

　　四肢的皮瓣如果不包含筋膜给养层，其长宽比例应严格限制在1∶1；即使如此，皮瓣也容易坏死。筋膜皮瓣的安全性大大提高，且长宽比例可适度放宽；这虽然在技术上对皮瓣转移进行了简化，但没有改变皮瓣设计时需要掌握的几何技巧。长宽比例增加的另一个好处是，手术医生可能掌握穿支血管浅出的位置并能将其包含在皮瓣之内，多普勒血流探测仪有助于寻找穿支血管的浅出位置。

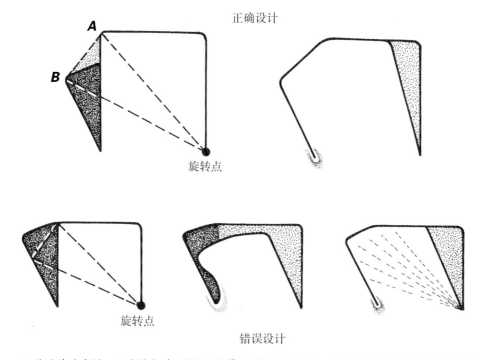

　　正确设计的皮瓣，从旋转点到*A*点的距离等于到*B*点的距离，皮瓣无张力转移。设计错误的皮瓣，由于皮瓣太短，旋转点到*A*、*B*两点间的距离不相等，皮瓣只能在承受一定张力的情况下才能转移至受区。

图4.26　易位皮瓣的设计

　　皮瓣设计的几何技巧　皮瓣转移时围绕的旋转点不是缺损区进行三角定位后的顶点，而是皮瓣蒂部的另外一边。在皮瓣设计和皮瓣切开之前，必须确定旋转点位置；并将旋转点至皮瓣各点之间的距离以及转移完成后皮瓣的同一点至旋转点的距离进行比较。旋转点所在的皮瓣对角线,设计时很容易偏短,应多加注意(图4.26)。

皮瓣设计的要求是皮瓣的实际面积通常要比预期的大。特别是,在缺损区的皮瓣一边必须比三角定位后的该边更长,以便转移前、后皮瓣的对角线长度至少相等。

如果皮瓣的面积不够大(图4.26),在试行转移时会发现沿着皮瓣对角线出现一条张力线。在这种情况下,轻者张力线远端皮瓣的血液供应减少;重者无法覆盖创面。皮瓣蒂部逆切,可能是唯一的补救措施,其作用是将旋转点调整到更有利于减少张力的位置。逆切必然减少皮瓣底部的宽度,对皮瓣血供可能会有影响,切开之前一定要反复评估,如果非切不可,切口应越短越好。

逆切是为了在降低张力的同时,不显著影响皮瓣血供,只需切断实际产生张力的部分,同时保留血管的完整性。例如,浅筋膜层较厚皮瓣,仅切开皮肤就可大幅降低张力;头部皮瓣,切断帽状腱膜就会产生同样的效果。然而,一般来说,逆切是皮瓣设计欠佳的补救措施,它的使用对皮瓣的存活有一定的影响。

易位皮瓣仅限于不因美容原因而对皮片移植禁忌的情况;因此,主要用于面部以外的区域。易位皮瓣供区产生的继发性缺损比原有创面要大,但任何试图闭合缺损,甚至通过缝合的方式缩小缺损的做法都是不可取的;而断层皮片移植可能是最佳方案。

可以使用打包加压法一期进行皮片移植,也可以使用延迟暴露植皮法分期闭合创面。如果决定一期皮片移植,必须确保施加于敷料上的压力不被传递到皮瓣表面。可以通过将打包缝合线贯穿缝合皮瓣边缘及其深层组织,进而将皮瓣边缘和皮片一起固定在深层组织而实现(图4.27)。从负压吸引、敷料加压等角度来看,这样操作可以将皮瓣和皮片分开,各自管理。延迟暴露移植术的优点是确保皮瓣下的渗血能够自由引流到继发缺损处,而不会在皮瓣底部积聚、增加皮瓣张力。

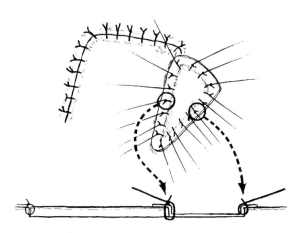

打包缝合线贯穿缝合皮瓣边缘及其深层组织，使皮瓣边缘和皮片一起锚定于深层组织，实现易位皮瓣与皮片的隔离；可防止张力从皮片传递到皮瓣，便于将皮瓣和皮片分开独立管理。

图4.27　供瓣区行皮片移植时的处理方案

旋转皮瓣

旋转皮瓣常被视为半圆形结构，而缺损区只是它的一个组成部分。修复缺损区时，皮瓣远端曲线沿着皮瓣切口另一侧的相应曲线旋转。

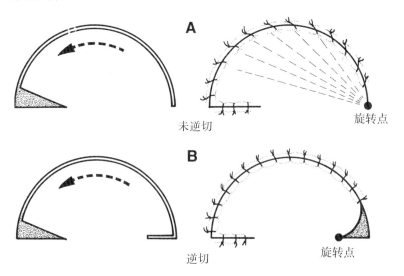

皮瓣没有逆切（A），有逆切（B）。逆切改变旋转点位置并减少旋转产生张力的原理。

图4.28　逆切与否取决于皮瓣旋转后产生的张力大小

在这种设计下，旋转点位于与缺损相对半圆的末端（图4.28A），并且在局部组织松动性不足、无法抵消任何张力的情况下，强行旋转皮瓣会产生从旋转点扩散的张力线，阻止皮瓣的转移。沿半圆直径逆切可能是唯一有效的解决方案（图4.28 B）。其作用是将旋转点向皮瓣所在的半圆中心移动，减小了皮瓣转移产生的张力。

在实际操作中，皮瓣相对于缺损的面积越大，越有可能在不逆切的情况下成功转移；即使是在组织松弛程度最小的情况下也是这样。皮瓣越大，闭合创面所需的相对旋转量越小，产生的张力也相应减小（图4.29）。即便如此，如图10.5所示，在不需要逆切的情况下成功转移皮瓣，说明局部组织的松弛量足以抵消皮瓣转移产生的张力。在这种情况下，旋转点的位置是相对模糊的，因为皮瓣蒂部的所有组织在一定程度上都参与了旋转过程（图4.30）。

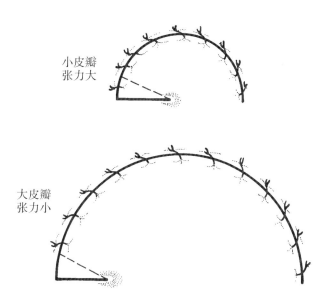

小皮瓣
张力大

大皮瓣
张力小

如图所示，增加皮瓣面积可有效减少切口张力。

图4.29　皮瓣大小与张力的关系

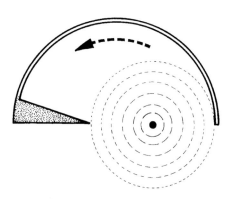

皮瓣周围组织较为松弛时，旋转点的位置相对模糊，这在临床实际操作中常有发生；如图10.5所示。

图4.30　皮瓣旋转点的位置与皮瓣周围组织松弛程度相关

在评估使用旋转皮瓣重建缺损区的可行性时，必须对局部组织的可利用性和总体松弛程度进行衡量，考虑有无逆切的可能，特别是对皮瓣的血供有影响时，必须仔细评估。

缺损面积的大小与重建缺损所需皮瓣面积之间的关系，也是皮瓣设计中的一个关键因素。临床上常见的错误都是皮瓣做得过小。如果切开之前做出缺损的三角定位并设计好皮瓣、冷静评估局部组织的松弛程度、尽可能准确地确定旋转点的位置且仔细测量相关长度，这样的错误就不太可能发生。

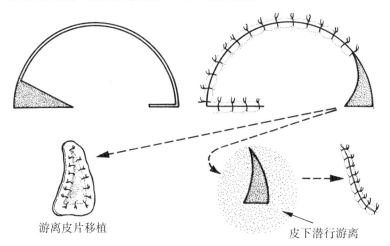

游离皮片移植　　　　皮下潜行游离

可通过植皮或直接拉拢缝合闭合创面；直接拉拢缝合时一定不能使通过逆切减小的皮瓣张力再次出现。

图4.31　逆切产生的继发缺损及其修复方法

逆切形成的缺损，其解决方案取决于局部组织的松弛程度（图4.31）。如果能够直接拉拢缝合，应防止缝合后在蒂部产生较大张力，影响皮瓣的血液供应。除头、颈部外，组织松弛程度很难满足直接缝合的需要，多数需要断层皮片移植。

处理逆切相关问题的另一方案，在面颊部皮瓣制作时偶尔用到。当皮瓣旋转到缺损处时，皮瓣边缘在一定程度上比对应的缝合缘要短，将逆切部位对侧的三角形组织切除后，两边的长度就会相等（图4.32）。在实践操作中，将皮瓣旋转、缝合后，切口线外侧边的多余组织堆积形成猫耳朵。去除猫耳朵后，两边的长度相等。该方法在临床实践中的应用如图10.4所示。

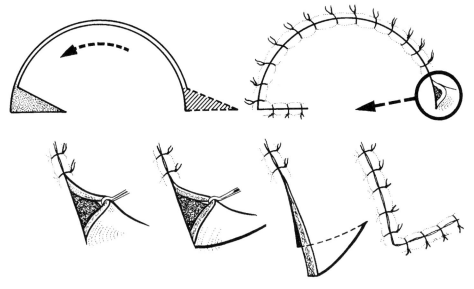

适用于局部皮肤松弛、有组织可用的情况。图10.4为这一方法的临床案例。

图4.32 旋转皮瓣转移后继发"猫耳朵"畸形的处理方法

"猫耳朵"畸形矫正

如果以三角形缺损的尖端为旋转点，切口缝合后将非常平整；但易位皮瓣或旋转皮瓣转移完成后，缺损尖端往往会出现"猫耳朵"畸形，但随着时间的推移"猫耳朵"畸形会逐渐消失。如果皮瓣转移完成后将其立即去除，可能会对皮瓣的血液供应产生一定程度的影响，如果有这方面的担忧，最好的办法就是将其保留，后期进行修复。

临床应用

想要有效利用易位皮瓣和旋转皮瓣，设计时局部要有相对充裕的体表面积可用，且无任何影响皮瓣设计的解剖学阻碍。

颊部和下颌下区是旋转皮瓣可供选择的理想部位；下颌咬肌区可否用作皮瓣供区应详细进行评估，因为此处适宜使用这类皮瓣。老年人面部皮肤，特别是下颌咬肌区相对松弛，可供这类皮瓣的使用，但这并不意味着手术医生无须对其进行评估。根据缺损的位置和形状，皮瓣蒂部可置于下方（图 10.4）或上方（图 10.5）。

头皮表面无任何解剖学阻挡，是易位皮瓣和旋转皮瓣的绝佳位置；由于头皮缺乏弹性和伸展性，设计旋转皮瓣时在几何结构方面必须小心谨慎，逆切在这类皮瓣中使用频率较高。头皮血供丰富，易位皮瓣长宽比可超出正常限制很多（图 4.25），但仍需严格遵守皮瓣设计的几何学要求。

躯干部皮瓣，尤其是易位皮瓣的设计，根据穿支血管的位置和走行方向，尽可能将其包含在皮瓣内，以增加皮瓣血供。必须清楚，穿支血管的加入应该是提高皮瓣血供安全的措施，而不是规避几何学技巧的方法。

包含深筋膜给养层的腿部局部皮瓣，血供相对充裕，特别是临床上使用频率最高的膝、踝之间的区域。本章将对其设计和应用进行讨论。

轴型皮瓣

常用的轴型皮瓣是胸三角皮瓣和腹股沟皮瓣。

胸三角皮瓣

胸三角皮瓣（图 4.33）以胸骨边缘为蒂，沿前胸壁水平向外侧走行到达肩峰；其上缘为锁骨，下缘在腋窝前皱襞水平。胸廓内动脉的第 1～3 穿支血管是其供血血管。

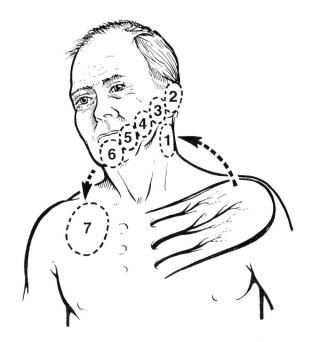

可用其重建的头、颈和胸部缺损部位；也可用来重建皮瓣旋转弧度
内、其他部位的组织缺损。

图4.33 胸三角皮瓣的应用

临床经验表明，在深筋膜给养层与肌肉之间掀起皮瓣，向外
可延伸至三角肌中外侧线附近，无须延迟；内侧可达胸骨边缘穿
支血管浅出部位，每个肋间隙都有一支穿支血管。皮瓣掀起时，
血管直径较为恒定的动脉是胸肩峰动脉三角肌支的皮支。胸廓内
动脉的第2穿支血管直径粗而恒定，是皮瓣的主要供血血管。

总体而言，胸三角皮瓣较为可靠，但延伸距离过大，超过中
线时就需进行延迟手术，否则极不安全；即使如此，也必须考虑
延迟的可行性问题。

皮瓣转移后形成的继发缺损，最好行延迟暴露皮片移植将其
覆盖。若缺损范围较大，可先行皮片移植覆盖，待皮瓣断蒂后再
去除前期的移植皮片，将皮瓣桥段归位，以减轻皮片移植对供瓣
区外观的影响。也可以先将皮瓣桥段复位后不能覆盖的创面行皮
片移植，剩余部分以敷料临时覆盖，待皮瓣桥段归位后二期修复
（图4.34）。

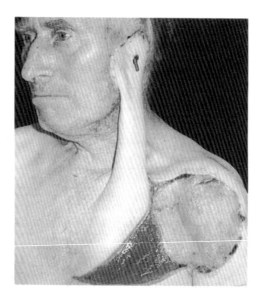

显示皮瓣向上所能触及的范围以及皮片移植后的固定方式。

图4.34 胸三角皮瓣修复耳郭鳞状细胞癌切除后的组织缺损

一般是将皮瓣桥段制作成皮管,通过"华尔兹"式转移覆盖受区。如果要在皮瓣远端附着处放置负压引流,沿着皮管全长插入负压导管较为方便。

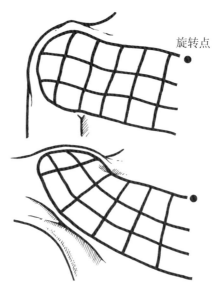

旋转点

当胸三角皮瓣向上转移时,皮瓣向上抬起,其旋转点位于皮瓣上缘的内侧端。这也解释了皮瓣在向上转移时其长度超出预期的原因。

图4.35 腋窝前皱襞的皮肤相对松弛

　　胸三角皮瓣通常在胸骨边缘附着处向上旋转1/4圈（即90°左右）（图4.35），在其所能触及的范围内重建乳突区、耳郭、腮腺区、颊部、上下唇和颏部等处的缺损，最远能达到颧弓水平。旋转点位于皮瓣下缘内侧端（即同侧胸骨旁）时，实际的颧弓高度要比皮瓣设计时测量的数值大。这一问题可以用以下事实来解释：皮瓣下缘位于腋窝前皱襞，皮肤较多而松弛，手臂外展时皮肤向上提起；皮瓣两边不等长，转移过程中形成的张力，通常是沿着较短的皮瓣上缘走行，而不是较长的皮瓣下缘；因此，皮瓣设计时，应以皮瓣上缘内侧端为旋转点，测量皮瓣的有效长度（图4.35）。

　　虽然胸三角皮瓣最常见的转移方向是向上，但也可以转移到任何它所能覆盖到的胸壁和上腹壁部位。

　　其转移过程中各个阶段的设计和管理将在本章进行讨论。

腹股沟皮瓣

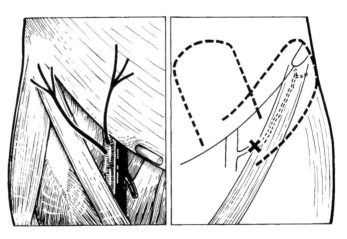

显示腹股沟和下腹壁皮瓣的供血血管以及两种皮瓣的设计方案。
图4.36　腹股沟区血管解剖及皮瓣设计

　　腹股沟皮瓣（图4.36）位于腹股沟内侧，以旋髂浅血管作为其供血血管。动脉起源于腹股沟韧带下方2～3 cm处，多数发自股动脉，偶尔也自腹壁浅动脉发出，平行于腹股沟韧带向外侧延伸，在缝匠肌内侧缘分出深支；由此处开始，逐渐浅行，进入腹股沟皮瓣区域；在髂前上棘外侧继续发出无法清晰辨认的细小分支。静脉大致平行动脉走行，最后汇入隐静脉裂孔，与动脉发出部位接近。

皮瓣设计时，首先确定腹股沟韧带的位置，它是髂前上棘与耻骨结节的连线。旋髂浅动脉在腹股沟韧带中点稍内侧向下2.5 cm处自股动脉发出，然后平行腹股沟韧带向外侧走行，其与缝匠肌内侧缘的交界点为进入皮瓣的位置。根据以上标记点设计皮瓣，虽然不一定将旋髂浅血管置于皮瓣的中轴线，但肯定能将其包含在内。成年人该皮瓣的平均宽度为10 cm（6～19 cm）；儿童的皮瓣平均宽度是14 cm，这是临床上已经证明相对安全的范围。因为血管的外侧范围还不清楚，皮瓣的最大安全长度就很难确定；但经验表明，如果皮瓣远端超过髂前上棘以上，超出部分的皮瓣应该是正方形的，即长宽比为1∶1。

皮瓣掀起时应包含深筋膜。切开皮瓣上缘时，腹壁浅血管一般会被切断，以该血管走行方向和层次为引导掀起皮瓣。如果在腹壁浅血管深面掀起皮瓣，旋髂浅血管肯定包含在皮瓣内，因为腹壁浅和旋髂浅血管位于同一平面。在掀起皮瓣过程中的关键点是旋髂浅动脉在缝匠肌的固有分支。分离到缝匠肌时，找到其分支、暴露并结扎。在确定动脉已经安全包含在皮瓣内后，不要再继续分离。

除非皮瓣较平均宽度大，否则继发性缺损都可以直接拉拢缝合，实际闭合过程中如果发现张力较大，可将髋关节屈曲以减小张力。如果必须采用皮片移植来闭合继发缺损，皮片移植方式取决于皮瓣是否覆盖继发缺损区。当皮瓣覆盖缺损时，皮片打包加压移植是必需的；如果缺损没有被皮瓣覆盖，可以采用延迟暴露皮片移植。

临床上常将腹股沟皮瓣制成管状皮瓣修复手部缺损；以局部皮瓣行"华尔兹"式转移修复其可覆盖范围内的缺损；还有一个极其罕见的转移方式：以腕部为载体或做成游离皮瓣修复远位缺损。

下腹壁皮瓣（图4.36）位于下腹壁，腹壁浅动静脉为供血血管，自腹股沟韧带起向上延伸。它已被用作腹股沟皮瓣的替代方案，主要用于手部创面的修复。

皮瓣转移后期

皮瓣转移示例及其设计、操作等，已在本章进行了描述。

筋膜皮瓣

筋膜皮瓣的血管基础是分布在深筋膜给养层表面的血管网，由深部大血管发出的穿支血管供血。在四肢，该血管网较为发达，深筋膜结构清晰，其中小腿和前臂的研究最为充分。

躯干部深筋膜给养层不是很明显，但在肌肉或腱膜表面掀起皮瓣时，可清楚地看到小血管网，这在一般意义上与四肢的深筋膜给养层相对应，但还没有对其进行深入的研究；可能因为躯干部轴型皮瓣、肌皮瓣和游离皮瓣的主要供血血管在皮瓣设计中具有更为密切的关系。但在轴型皮瓣的掀起过程中，通常将深筋膜层包含在内以提供额外的血液供应。

小腿和前臂的血管模式相似，各穿支血管自深部主要血管发出后经肌间隔向外走行，达深筋膜给养层后形成血管网，形成了沿肢体纵轴排列的穿支血管分布线（图4.9和图4.11）。

蒂在近端的易位筋膜皮瓣是下肢最常用的皮瓣；但也有研究表明，如果交腿皮瓣掀起时包含深筋膜层，其安全性会相应增加；即使筋膜皮瓣的蒂部放在其远端，安全性同样较高。这些皮瓣主要用于修复小腿的不同部位，尤其是小腿下半部分胫骨表面的皮肤缺损；因为，其他方法修复该处缺损时存在一定的困难。

这些皮瓣的血供源自胫后血管的内侧穿支，或腓血管的外侧穿支。通过多普勒超声可以确定穿支血管在肌间隔的穿出部位；但应该注意的是，多普勒并不能提供血管直径或流速的定量信息。包含深筋膜的、蒂部狭长的小腿内侧和外侧皮瓣修复缺损已获得成功，可易位180°，面积最大可达18 cm×8 cm，平均为15 cm×6 cm。

深筋膜坚韧而缺乏弹性，一定程度上会阻碍皮瓣的转移。因为供养皮瓣并组成深筋膜给养层的穿支血管是皮瓣转移成功的基础；所以，如果转移过程中需要在筋膜层逆切，必须仔细判断、慎重决定；这就体现出了手术前进行几何学设计的必要性。小腿向踝部过渡处逐渐变细；小腿远端1/3处，皮下组织覆盖的胫骨区域占肢体周径的比例越来越大，由此导致缺损两侧组织能够覆盖的缺损面积缩小，也使设计合适大小的皮瓣，修复缺损的难度越来越大。

下肢筋膜皮瓣转移后形成的继发缺损多需断层皮片移植进行覆盖，其结果是，皮肤缺损虽已修复，但以下肢外观异常为代价。由于以上原因，此项技术的推广使用受到了极大的限制，尤其是在女性患者中。

前臂曲侧易位皮瓣的设计、制作和转移都比腿部更为简单，因为该处深筋膜层不会对皮瓣转移造成限制。然而，这不是经常使用的转移方式。深、浅两套动静脉（从透析的经验来看，失去一套血管不会造成明显的影响）以及相对稀疏的穿支血管，使皮瓣制作时将深筋膜、桡侧血管和穿支血管一起包含在内，并由桡动脉供血成为可能。可以将其制作成岛状皮瓣转移，根据皮瓣的几何形状选择桡侧血管的远端或近端为蒂。皮瓣的制作在本质上与游离皮瓣相似。以尺侧血管为主要血供来源的类似皮瓣也可以使用，但似乎没有特别的优势。

肌瓣和肌皮瓣

用于制作肌瓣或肌皮瓣的肌肉，局部都有血管神经门；与节段性供血相比而言，肌肉的血管神经门是其转移时的旋转点，作为游离皮瓣移植时用于同受区血管相互吻合。除了这些解剖学特征外，在实际操中与其他皮瓣相同的是，血管变异少、可重复性高、使用简单、可靠且安全；肌肉功能丧失的致残率极低。可将其分为两类：一类已经使用成熟，操作流程清晰；另一类虽有较大的临床使用价值，但使用受到严格的限制，使用频率不高。第一类在本章单独进行讨论。第二类作为治疗方案的组成部分进行讨论。

背阔肌瓣和腓肠肌瓣是最常用的肌瓣；胸大肌、背阔肌和腹直肌通常以肌皮瓣的形式转移。背阔肌和腹直肌也可以游离移植，既可以用作肌瓣，也可以制成肌皮瓣。

腓肠肌

腓肠肌肌瓣（图4.37）在膝关节和胫骨上1/3缺损的修复中具有特殊价值。腓肠肌内、外侧头在起始处有各自的血管神经门。两个肌腹彼此分开向下走行，并以腱膜的形式相互融合。此腱膜虽紧邻比目鱼肌表面的腱膜，但彼此分离，直至在远端共同形成跟腱。

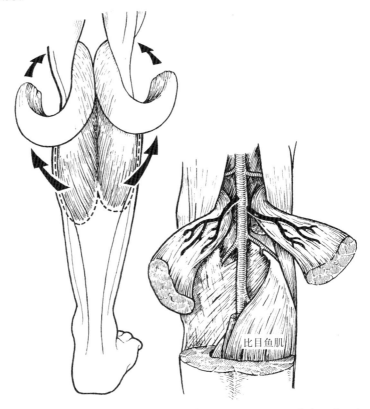

比目鱼肌

腓肠肌主要有两套供血系统，均来自腘动、静脉；一套在股骨肌肉附着点、肌肉起始部位进入肌肉的内、外侧头；用作肌瓣或肌皮瓣转移时的旋转点。

图4.37　腓肠肌肌瓣

这些解剖学特征使得将一个肌腹与另外一个肌腹分离成为可能，操作时离断远端附着点，以血管神经门为旋转点，转移至拟修复创面。内侧头能达到胫骨内侧上1/3和同侧膝关节水平。外侧头可以覆盖腓骨上部和膝关节外侧；但该瓣的使用概率不高。

　　在急性损伤的情况下，皮肤切口的选择、肌瓣的移动和转移方向等一般取决于骨骼和/或关节的暴露部位和面积，以及相关皮肤的缺损程度。在没有明确指征的情况下，根据使用肌腹的位置，采用腘窝远端向下内或下外侧弯曲的切口显露肌肉。

　　腓肠肌与比目鱼肌用手指很容易将其钝性分离，内、外侧头之间的分界线通过肌腹深部腱膜很容易感知。在肌腹深面向下分离至跟腱，离断肌腹远端时需携带一横指宽腱膜便于后续缝合固定。从腱膜深面向近端分离可使肌腹在需要时向腘窝移动更远的距离。

　　腓肠肌也可以用作肌皮瓣，与相应的肌瓣一样可分为内侧肌皮瓣或外侧肌皮瓣，但不经常使用。

　　使用该瓣造成的功能缺陷，很快就被曲侧的其他肌肉代偿。

背阔肌

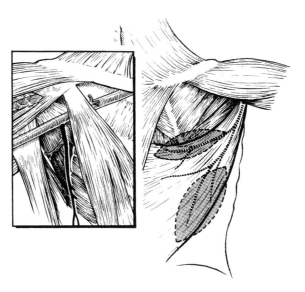

　　该瓣的供血血管是肩胛下动脉的胸背侧支及其相关静脉，血管发出点为皮瓣转移的旋转点。以肌皮瓣转移时，皮岛一般放置在上缘或前缘附近。

图4.38　背阔肌皮瓣

　　背阔肌附着于肱骨上部，其肌纤维（图4.38）以附着点为中心呈扇形展开，形成扁平的外观，起点自髂嵴起始向上延伸至胸椎中部。主要的供血血管是起源于腋窝血管的肩胛下动、静脉。这些血管在腋窝后壁向下延伸至肌腹，发出后 4 cm 左右由旋肩胛血管分出，继续向下走行 6 cm 成为胸背血管，并进入背阔肌。肌肉内部血管的走行路线通常与肌纤维平行。

形成肌皮瓣时，肌肉表面携带适当大小的椭圆形皮肤，皮瓣长轴沿着扇形展开的肌纤维方向。根据转移的情况，可将椭圆形皮岛设计在肌肉上部，水平放置；或沿着肌肉的前缘垂直放置。从前缘切取的皮岛可向前延伸至肌肉以外，其安全程度取决于皮岛的大小。

皮瓣转移的旋转点在肩胛下动脉的起始点附近。在最初的 10 cm 内，肩胛下动脉和伴随的静脉游离于肌肉之外，血管蒂的长度足够将肌肉远端的皮岛安全地转移到比普通类似皮瓣更远的地方。

在向近端分离蒂部时，将肌肉牵拉抬高就能看到其背面的血管，再沿血管走行继续向近端分离血管蒂，结扎由其发出的动、静脉分支。分离的范围只限于转移的几何结构要求的区域；但如果需要，可以将蒂部的所有肌肉成分全部离断。当蒂部分离到只剩血管时，必须特别小心，避免在后续的操作中对其进行牵拉、损伤血管。

若将椭圆形皮岛设计在肌肉前缘且近似垂直时，皮瓣的掀起、转移可以在患者仰卧状态下进行。皮瓣若位于背阔肌的其他部位，则需要将病人的姿势调整到合适的位置。根据继发性缺损的大小和部位，可采用直接拉拢缝合或断层皮片移植的方法闭合创面。

除了完全离断蒂部肌肉充分分离血管外，作为游离皮瓣转移的步骤与肌皮瓣的步骤基本相似。肩胛下血管起始处直径较大、游离血管蒂较长，皮瓣转移在技术上更加容易。

在背阔肌瓣的各种临床用途中，最重要的优点在于可供转移的皮肤面积大，并且可以在血管蒂完好无损的情况下进行转移。皮瓣转移后继发的功能缺失也非常小。皮瓣的初始体积可能比想象的要大很多，但去神经肌肉部分的体积缩小相对较快，最终效果可能比早期外观预示的更容易接受。

胸大肌

胸大肌瓣（图4.39）的主要供血血管是胸肩峰动脉的胸支及其伴行的静脉。血管和胸外侧神经一起，在胸小肌附着于喙突的内侧2~3 cm，穿出胸锁筋膜。胸外侧血管也参与肌肉的血液供应，到达胸大肌后从外侧进入胸小肌。这些血管没有立即进入肌肉，而是沿着肌肉深面向下、内侧走行，边走边分支，进入肌肉后在其内部继续走行。以胸大肌为主体的肌皮瓣，其旋转点是肌肉的血管神经门；但根据转移的几何结构，有时可以避免离断胸外侧血管。

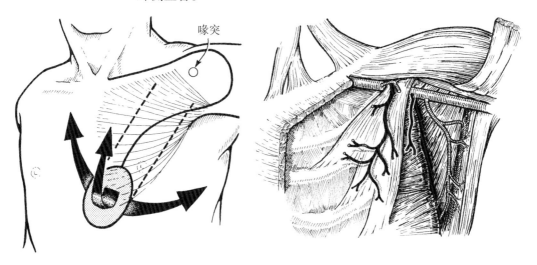

胸大肌瓣的主要供血血管是胸肩峰动脉的胸支，胸侧动脉是仅次于前者的供养血管。较为"谨慎"的皮瓣制作方法是，沿肌瓣设计线切开皮肤，暂不切断筋膜以下组织，以备肌瓣形成过程受阻改做肌皮瓣。图中所示的皮岛位置在临床上使用较多，但有时也有变化。蒂部宽度一般与皮岛的宽度一致。

图4.39　胸大肌瓣

皮岛通常位于乳头的下、内侧，大约在第6肋骨水平。此处，胸大肌表面的皮肤数量很少，而且皮岛通常超出皮瓣肌肉部分的边缘。目前还不清楚扩大多少比较安全，但一般认为3~4 cm是极限，延伸部分深面的腹直肌腱膜最好一并包含在内。对于女性来说，在确定乳腺褶皱下方的皮岛位置时，乳房是重要的决定因素，也决定了张力产生的方向。

皮瓣进行初步设计时，标记喙突相关的旋转点位置非常重要。血管神经门的体表投影是喙突内侧2～3 cm处，其骨性凸起在锁骨下方中外1/3，邻近关节处很容易触及。沿皮岛切口线切开皮肤至肌肉或腱膜。到达肌肉蒂最直接的方法是通过旋转点到皮岛的皮肤切口，但这一切口等于放弃了同时或其后使用胸三角皮瓣的可能，其重要性因皮瓣转移情况而定，不好一概而论。另一个备选切口是，沿着胸三角皮瓣的边缘切开，转而向下与皮岛相接；这样就为必要时使用胸三角皮瓣留有余地。蒂部肌肉完全暴露后切开肌肉和皮肤，自胸壁掀起皮瓣，暴露肋骨、肋间肌和胸小肌。肌肉蒂通常和皮岛一样宽，当皮瓣掀起，动、静脉血管显露清楚后，可将肌肉蒂缩窄；在将肌肉从深层结构掀起时，可见许多不同来源的血管进入肌肉；但转移过程中必需的动、静脉血管似乎比较充足；继续分离至喙突，在此过程中尽量不要对血管神经门造成干扰。在侧胸血管完好的情况下，可以试行转移皮瓣，根据张力的产生情况决定血管的保留与否。

女性患者的继发性缺损，可以通过移动乳房位置来闭合创面，不会产生明显异常。男性患者通常需要进行皮片移植。

该瓣主要用于口腔和咽部的重建以及下面部和颈部缺损的修复。另外，其肌肉蒂能够覆盖和保护颈部的主要血管，这在局部放射性因素导致的损伤修复中价值较大。

腹直肌

腹直肌在前正中线两侧垂直走行，上自胸骨剑突和毗邻的肋软骨，下止耻骨嵴，被腹直肌鞘的前、后两层包裹，腹直肌鞘由腹内斜肌、腹外斜肌和腹横肌的腱膜形成。

腹直肌鞘前、后两层在内侧缘相互融合形成白线（无血管的组织结构）。上、下腹部腹直肌鞘的构成是不同的。腹直肌鞘上2/3部分，腹内斜肌腱膜分为前、后两层包裹腹直肌，腹外斜肌腱膜参与前层的构成，腹横肌腱膜加强腱鞘后层。下1/3处，腹内斜肌、腹外斜肌和腹横肌腱膜转向腹直肌前，形成前鞘。后鞘仅有腹横筋膜覆盖，后鞘下缘与筋膜的连接线称为弓形线。腹直肌有依附于前鞘的三个肌腱交叉（腱划），后方游离于鞘内。

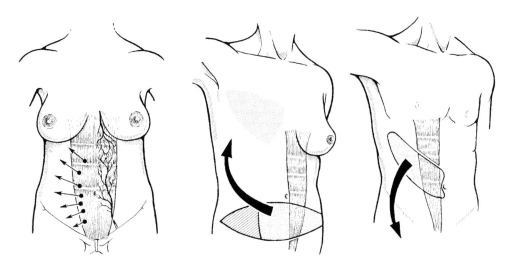

腹直肌瓣的血供基础是走行在腹直肌深面和其内部的动静脉血管以及图中箭头标识的穿支血管。上蒂法腹直肌瓣是乳房重建中最常用的皮瓣。下蒂法的轴长较长，且上腹部血管以向外、向上走行为主，增加了带蒂转移的覆盖范围，可用于修复大腿上部和腹股沟区域的组织缺损；也可作为游离皮瓣使用。

图4.40　腹直肌瓣

　　腹直肌的神经支配呈节段性分布，与其伴行的动、静脉在腹内斜肌和腹横肌之间走行，穿过后鞘到达肌肉。连接锁骨下血管和髂外血管的上腹壁血管和下腹壁血管为腹直肌的另一套供血血管；下腹壁血管一般较上腹壁血管粗大。两组血管在腹直肌深表面的腹直肌鞘内垂直走行数厘米后进入肌肉实质，从上到下走行的过程中相互靠近，除了在脐部水平相互吻合外，与腹直肌的节段性血管亦相互连接。

　　从供养肌肉和表面皮肤的复合供血系统中发出分支，以一系列穿支血管的形式通过腹直肌鞘的前层到达浅筋膜，并以此为基础发出穿支血管，呈"车轮"状分布于脐周。浅筋膜的小血管丛（图4.1）同时接受来自腹股沟浅血管、腹壁浅血管和旋髂浅血管的血液灌注，供养脐部以下的皮肤。

　　穿支血管从前鞘浅出后在浅筋膜内的走行方向，在很大程度上决定了以其为供血血管的皮岛形状。皮岛位于脐周时其长轴是斜的，向着腋窝的方向向上、外侧延伸；皮岛位于脐部以下时为水平方向。穿支血管不会向中线方向延伸，但在临床实践中发现，皮岛跨中线延长4 cm左右是安全的。

供养肌肉的血管从其两端进入，这是它能作为肌瓣转移的血管基础；以肌肉近、远端为蒂均可。将其作为肌皮瓣使用的理由是，切断肌腹及其相关血管，连同表面穿支血管供养的皮岛一起掀起，肌肉和皮肤都将继续通过上腹壁血管或下腹壁血管有效供血；具体哪组血管供血，取决于肌肉横断的平面。

若皮瓣准备转移到胸部，肌肉离断平面和皮岛的位置应位于下腹部，由腹壁上血管供血。皮瓣转移至腹股沟、会阴和大腿上部时，相应的离断平面在上腹部，由腹壁下血管供血。

作为带蒂肌皮瓣转移时，若以腹直肌近端为蒂（上蒂法），可用于胸壁重建，最常用于乳房切除术后的乳房重建。以腹直肌远端为蒂转移时，常用于腹股沟或会阴缺损的重建，皮瓣转移时旋转弧度可达180°。用作游离皮瓣转移时，多以腹直肌远端为蒂。

由于腹直肌被腱鞘包裹，在皮瓣掀起和转移的过程中会遇到不同程度的困难。以肌皮瓣转移时，其组织类型包含皮肤、腹直肌前鞘、腹直肌和连接它们的穿支血管。为了确保尽可能多的穿支血管存在，皮岛宽度应该完全覆盖肌肉，尽管有可能超出腱鞘的内侧和/或外侧缘。皮岛长轴应与穿支血管浅出腱鞘后的走行方向相同，与脐平齐或以上部位的皮岛轴线斜向外上，脐部以下部位时轴线设计在水平位。

在弓形线以上，这样设计不影响腹直肌后鞘的完整性，即使在前鞘缺失的情况下，也不需要加强；如果继发性缺损无法直接闭合，可用断层皮片移植覆盖缺损区。

弓状线以下的腹直肌后鞘缺如，因此需要采用不同的术式，尽可能多地保留腹直肌前鞘；若有可能直接闭合前鞘缺损，以减少切口疝形成的可能。为此，应在腹直肌鞘的内侧和外侧缘垂直切开直达穿支血管浅出部位，在中间留下包含穿支血管的鞘带，将其与肌肉和皮岛一起掀起。穿支血管从前鞘浅出后就可将其识别出来，从内、外两侧仔细分离、靠近，使与肌肉和皮肤一起转移的腱鞘宽度减小到最小。

使用上蒂法时，皮岛设计成水平位，所在腹部平面的高低由皮瓣的几何形状决定，旋转点在肋缘下的腹直肌线上。以这种方式设计的皮瓣，其皮岛与标准腹部成形术中去除的皮肤位置相同；皮瓣掀起后形成的继发缺损形态对称，适宜直接拉拢缝合。穿过中线的有效灌注范围有限，所以，皮瓣对侧的相当一部分可能会被遗弃。皮瓣跨过中线的部分分离至白线，同侧部分分离至腹直肌外侧缘；其作用是让皮岛附着在腹直肌前鞘上。

将皮岛与剑突之间的腹直肌前鞘沿中线切开，与肌肉、腱划分离。肋间血管从肌肉外侧进入，这一解剖发现为后续手术入路提供了理论支持：牵拉、挪动肌肉及其深表面的血管，沿着肌肉内侧缘向外分离，达肌肉外侧缘时结扎每一个神经血管束。腹直肌后鞘弓状线以下的腹壁血管和肌肉走行特点，使在不损伤血管的前提下从皮岛下缘分离肌肉成为可能。其作用是使腹直肌和皮岛的深部血液灌注与上方的血液供给同样充裕，为后续转移做好准备。

通常要将剑突平面的一段前鞘切除，这样皮瓣转移完成后，肌肉蒂部就不受卡压和限制。

皮瓣用于乳房重建时，最好使用对侧腹直肌肌皮瓣，以减少皮瓣向受区转移的旋转弧度。

以腹直肌远端为蒂（下蒂法）时，皮瓣制作的基本原则相似，但细节上有所不同。腹直肌上部的离断位置在很大程度上取决于皮瓣的几何结构和所需皮岛的大小。若所需皮瓣蒂部较长或皮岛面积较大，皮岛长轴就应斜行设计，以充分利用脐周的穿支血管。皮瓣蒂部较短时可将皮岛设计在下腹壁。事实上，腹壁下血管从腹直肌弓状缘以下分支，皮瓣制作时只将与血管接触并有穿支血管供血的肌肉部分作为皮瓣，其他部分完整保留。打开腹直肌鞘，牵拉肌肉内侧缘，可见腹壁下血管向上、内侧走行穿过横筋膜，在弓状缘处进入腹直肌鞘。该瓣的制作在技术上相对简单，但因血管分支直接穿过腹膜，操作时需要小心谨慎，避免意外撕脱。

其下蒂法肌皮瓣可制作成蒂长 10 cm、血管直径 0.3 cm 的游离皮瓣。

上蒂法和下蒂法皮瓣转移都涉及腹部较大面积皮肤的转移、利用问题，上蒂皮瓣比下蒂皮瓣的面积更大；皮瓣转移后形成的继发缺损区，修复后放置负压引流是非常必要的。

肌皮瓣转移后形成的前壁缺损修复问题，取决于腹直肌前鞘的缺损宽度及与弓状缘的相对位置，即上方或下方。缺损在弓状缘以上时，因腹直肌后鞘的连续性完好，腹壁有足够的强度支撑，所以，直接闭合前鞘缺损即可；尽管相对理想的处理方法是对其进行适度加强，但实际上其必要性不大。在弓状缘以下的缺损是否可以直接闭合，取决于前鞘的缺损宽度，这与穿支血管的形态结构有关，如果其垂直穿过腹直肌和前鞘，即形态短而直，剥离相对简单，携带的前鞘也较窄，反之则反；这在手术前是无法进行预测的。如果做不到这一点，就用人工合成材料来加固腹壁。也曾将对侧腹直肌前鞘掀起后"翻转"修复缺损区，但发现，很多患者腹壁强度明显下降，这一术式也就很少使用了。

以上腹壁血管为蒂的带蒂肌皮瓣或以下腹壁血管为蒂的游离皮瓣，都采用了腹壁整形术中常用的皮岛状设计；与腹壁整形术相似，这种形状的继发缺损可通过动员邻近的腹部皮肤并向下推进，可直接将其拉拢缝合。

上蒂、单侧腹直肌肌皮瓣的有效血液灌注有一定的不可预测性。直接覆盖在肌肉表面的皮岛部分血供充裕，而离肌肉最远的部分血供较差，这部分皮肤一般超出临床需求，将其去除即可；如果这部分皮肤是修复创面所必需的，可以通过以下两种方式增加血液灌注。两者都需掀起另一侧腹直肌的下半部分，包括供养皮肤的穿支血管以及腹壁下血管；将腹壁下血管与皮瓣受区的动、静脉吻合，增加皮瓣血液灌注，这种技术被称为增压。也可将皮瓣蒂部的腹壁下动脉与对侧的腹壁下动脉吻合，这种技术被称为再充。后者使用的前提条件是：腹直肌的相当一部分血液分流到皮岛，并进入腹壁下动脉。静脉通过筋膜层的循环系统回流，一般情况下这样处理完全可行，若有疑虑，可将腹壁下静脉与皮瓣受区部位的静脉吻合。

肥胖是各种皮瓣使用的主要不利因素，这类患者手术区极易出现脂肪液化；前正中线或皮瓣中线部位原有瘢痕的存在也会影响皮肤的血液供应。

游离皮瓣

　　作为游离皮瓣设计的重要组成部分，局部血管的解剖结构是必须掌握的内容；要清楚地知道哪些血管可能用于与皮瓣受区的血管吻合以及它们的正常情况。创伤导致的皮瓣需求也需要评估损伤对血管结构的影响以及血管承受的损伤程度；局部瘢痕增加分离的难度，限制了血管的移动，使其更容易受到伤害。进行这种评估时，血管造影的价值有限，无法提供血液流量、血管壁状态和瘢痕严重程度的信息；必须有健康的血管壁和足够的脉冲容量。如果手术前局部接受过射线照射，也应有类似的考虑。在这两种情况下，须避开损伤区域，寻找血管壁健康、适合吻合的静脉血管来桥接动脉。血管吻合区附近的感染是游离皮瓣的绝对禁忌症。而血栓形成是无法避免的。

　　现有游离皮瓣的血管解剖已经非常清晰，皮瓣制作时将血管蒂部暴露，直到合适的时候再行离断相对更为安全。用于吻合的两个动脉，其直径相当，因此皮瓣的血供充分。关于静脉回流的相关因素还不是很清楚，但较为合理的处理措施是，静脉的直径至少应该与动脉相同，如果可能的话，另外吻合一条静脉更为稳妥。皮瓣受区吻合的血管，其直径也应当不小于皮瓣血管蒂，以确保皮瓣有充分的血液供应。

　　移植过程中，皮瓣受区的准备工作与皮瓣制作同时进行，可以缩短总的操作时间。皮瓣轴向血管离断至皮瓣恢复灌注的时间称为缺血时间。为了最大限度地减少并发症的发生，皮瓣血流应一直维持到皮瓣转移前的最后一刻，以最大限度地缩短缺血时间。

　　将皮瓣蒂部的血管末端连接到供体血管壁的开口——端侧吻合。另外，也可以将受区的供体血管游离，行端端吻合。大部分身体部位都存在侧支循环，可以将动脉转向作为供体血管，而不影响其邻近组织的活力，端端吻合是相当安全的。然而，创伤后，血管可能已经濒临损坏，若再行游离，极易导致其供养区域组织的缺血坏死。端侧吻合可以保留原有的动脉流动模式，这点是非常重要的。

在手术医生可以选择血管吻合的方式时，吻合血管的相对直径通常决定了最终选择的吻合方法。当血管直径相近时，通常采用端端吻合，当然，这不是绝对的。如果血管直径接近相等，将较窄的管腔轻轻扩张，仍可进行端端吻合。当不均等程度较大时，技术上仍可行端端吻合，但湍流形成的可能性大幅增加，有血栓形成的风险，应该采用端侧吻合。

血液循环的静脉侧我们所知甚少，但在决定使用端端吻合或端侧吻合时，动脉的使用标准对静脉也是有用的。

器械

用于剥离血管、为吻合做准备和进行吻合时的手术器械，是原有器械的改良版本，如珠宝商的钳，或其他外科的器械，如眼科器械。它们的数量相对较少——弹簧启闭式针持；弹簧启闭式剪刀，直的剪血管，弯的剥离、修剪血管外周和剪断缝线；镊子一般是直的，但也有弯的，弯镊在某些特殊部位使用很方便；也可以将尖端改为钝的，用以扩张血管，可减少对血管内膜的损伤。这些设备一般都用"笔式手柄"（图4.41），缝针应夹持在持针器的中点位置。

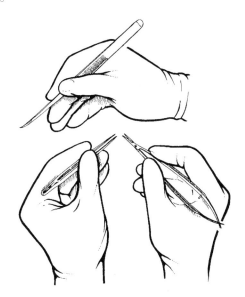

图示"笔式"微血管器械的握持姿势。

图4.41 微血管器械的"笔式手柄"

血管吻合过程中使用不同类型的显微外科血管夹来阻断血流。它们的共同特点是，施加正好能够阻断血流的压力使血管临时闭合，而不损伤血管内膜。可用双夹将血管固定在便于吻合的位置，但单夹使用起来更为灵活，外科医生更容易控制切口张力的大小，防止血管扭转。

血管的选择和准备

皮瓣的动、静脉血管蒂必须足够长，以确保能够到达受区；血管边缘要修剪整齐、方向摆放正确，在无张力、扭结和扭转的前提下吻合；否则容易产生湍流，增加血栓形成的风险。

吻合口附近的血管壁一定要正常，内膜无粥样硬化、无分支和瓣膜（如静脉），否则都可能产生湍流。

血管的处理

在处理皮瓣和受区血管时，在吻合前、吻合时和吻合后，必须遵循无创原则。剥除外膜是血管痉挛一个强有力的诱因；因此，一开始就将血管修剪整齐是不可取的。在每条血管周围留一个外膜袖套，直到准备好在显微镜下吻合时再进行处理；挪动血管时通过闭合的镊子推动或轻提外膜周围组织实现。任何形式的损伤，无论是使用钳子造成的挤压、双极电凝产生的高温还是过度牵引造成的拉伸等，都会损伤血管壁和内膜，导致血栓的形成。血管侧支可以使用双极电凝小心凝固，但一定不能损伤血管主干；或者，用缝合线结扎后切断，但结扎时也不能干扰血管主干。只要能确保血管主干本身不受损伤，用剪刀或是手术刀游离血管差别不大。

准备血管的过程中，即使非常小心的操作也可能引起血管痉挛；常用的预防方法是，用抗痉挛药物，如局部麻醉剂木酚卡因或普鲁卡因，或罂粟碱等局部冲洗血管；没有客观证据表明这种冲洗真的有用，但临床使用中未发现明显的副作用。

应将皮瓣受区的血管游离出足够的长度，以能轻松移位至受区为度。端侧吻合时，一般在血管下方垫一层纱布以便于移动血管。离断皮瓣血管是整个准备工作的最后一步，一般使用微型血管夹阻断血管的血液流动，夹住血管之前一定要注意血管夹的方向，避免血管发生扭曲而产生湍流，导致血栓的形成。

皮瓣转移

当皮瓣及其受区都准备妥当之后，在预先确定的位置离断血管蒂、转移皮瓣。根据局部情况，可以将皮瓣与受区一次缝合到位，也可以只缝合数针将其固定在创缘；最终目的是确保将皮瓣足够牢靠地固定在创缘，避免后续缝合时，血管吻合口受到牵拉等各种形式的干扰。

所有准备工作完成、血管方向摆放正确、血管在无张力状态下相互靠近便于吻合时，开始显微镜的准备工作。调整显微镜时，医生的便利和舒适度是绝对优先考虑的事项，另外手术台高度要合适、座椅要稳定、医生的腕部和肘部要有所支撑。若姿势不当，手术医生很快疲劳，更容易出错。操作娴熟的得力助手对于手术的顺利进行是至关重要的。

血管吻合的准备工作

开始缝合之前，血管的正式准备工作应是充分、完善的，避免后续血液循环重建时出现不必要的延误。同裸眼操作相似，显微镜下可用闭合的镊子来回推动血管，但不得使用除此之外的方法来处理、夹镊血管外膜。

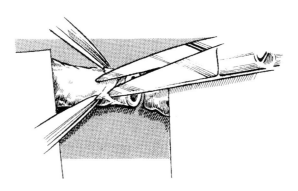

在血管背侧放置一条有色塑料片作为显微操作的背景会给手术医生更好的视觉感受。

图4.42   切除外膜周围组织，准备端端吻合

血管腔内依附或黏着的血管外膜会诱发血栓的形成；做端端吻合时，作为最后准备工作的一部分，需要将血管残端外膜向后切除2～3 mm（图4.42）。血管准备端侧吻合时，应在受体血管残

端的 1 cm 处切除外膜（图 4.43）。

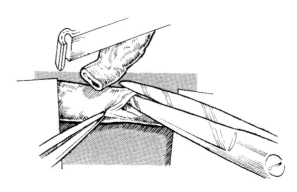

将血管残端外膜向后切除 2～3 mm。

图 4.43　去除血管外膜

　　最后，修剪血管残端，去除所有受损的血管组织，将血管末端修整平滑。血管末端根据个人喜好斜切或横切，但应避免挤压血管末端和接触血管内膜。

　　每隔一定时间要以肝素化林格氏液冲洗血管腔一次（图4.44），在对吻合口进行塑型时要将血栓去除干净，手术区也要保持湿润。

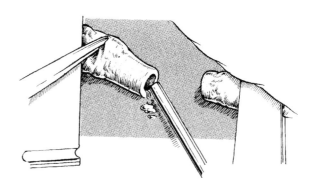

以肝素化林格氏液冲洗血管腔。

图 4.44　冲洗管腔

　　在开始吻合血管前，用镊子或专门设计的血管扩张器扩张血管末端。镊子在闭合状态下进入管腔，然后轻轻撑开即可解除血管痉挛（图4.45）。

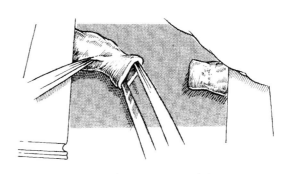

用镊子或专门设计的血管扩张器扩张血管末端。

图4.45 扩张血管以解除血管痉挛

端侧吻合的准备工作

端侧吻合时，先用显微外科血管夹夹住受区血管选定位置的两侧，在与皮瓣相同方向的管壁开口；可用手术刀纵向切开管壁，切口附近弹性纤维收缩并形成圆形或椭圆形开口，或者用剪刀在侧壁剪出圆形裂孔（图4.46）；其中后者更为常用，前者因切口弹性回缩极易造成吻合口堵塞。制作这样的开口时，要将边缘做得非常平整，在技术上是相当困难的。

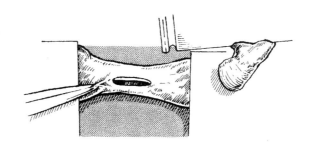

在与皮瓣相同方向的管壁开口。

图4.46 受区血管壁开窗

吻合技术

血管吻合，一般采用单股尼龙无损伤缝线，有8-0到11-0不等的型号，缝线的选择取决于血管的大小和操作者的个人偏好。间断缝合时（图4.47），缝线针距要均匀，边距等于1/2针距。缝合时从血管外膜侧进针，垂直穿过血管壁后进入管腔，动作要平

稳，镊子尖端闭合后插入管腔并微微打开以稳定血管壁。将缝针
对准拟进针点，持针器所在手腕向着内膜侧轻轻用力，借助管腔
内镊子的反向作用力，穿透管壁内膜，将针从内膜侧引出，然后
从内膜向外膜缝合另一血管壁，缝线轻轻拉紧，于血管外侧打结。
在端端吻合中，线结位置不做特别强调；但在端侧吻合中，线结
应放在皮瓣一侧的血管表面，因为这有助于血管的"自然摆放"。

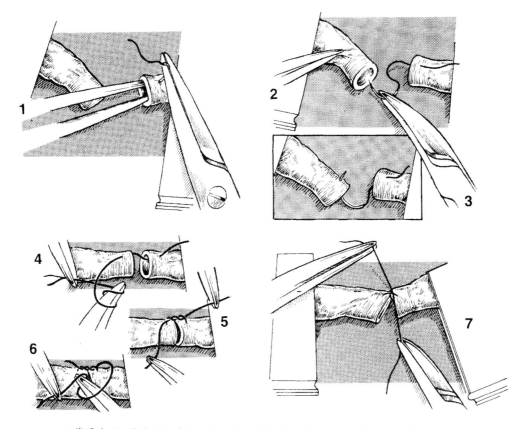

1.以血管厚度的2倍为边距进针，对应的内膜侧辅助用力，从外膜侧垂直穿过血管壁。

2、3.从管腔侧进针穿透管壁后外膜侧引出，其他操作在血管外围进行。

4、5、6、7.拉紧缝线，使血管两端靠近，打结。

图4.47　端端吻合的手术步骤

缝合顺序

　　　　缝合的先后顺序可能不同，但每一针都使用相同的缝合技术。
　　　　端端吻合时，在开口的两端插入缝线。然后缝合后壁，再缝
合前壁（图4.48）。

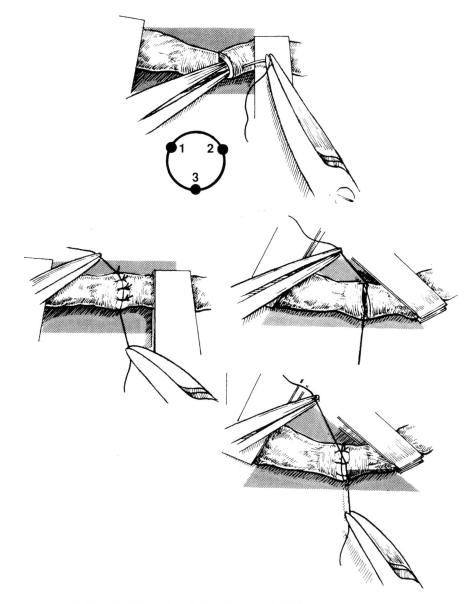

先在两吻合口缘等距离处缝合3针，各针之间加针闭合间隙。

图4.48　端端吻合的缝合顺序

　　端侧吻合时，Carrel的三角定位缝合技术是标准的缝合方法。在两吻合口缘等距离处各缝合1针，使吻合口妥善对合后打结，每结均剪去一根缝线，留一根做牵引；各缝线之间视管径大小，再缝合1～2针（图4.49）。

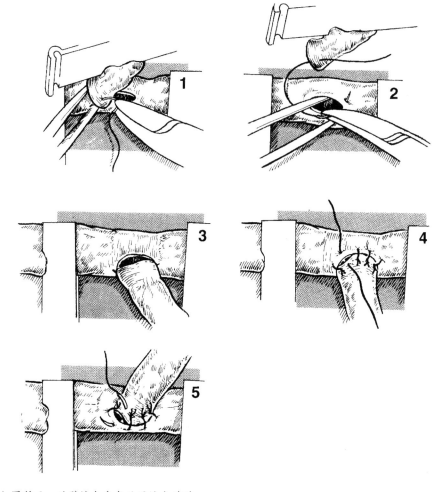

如图所示，后壁缝合完成后再缝合前壁。

图4.49 端侧吻合的操作顺序

　　三角定位缝合的前两针相距120°，另外一针在其中间进针。将血管翻转后在血管后壁中部、与前两针等距离处缝合第三针。然后闭合各针中间的空隙。每针之间的距离应该是：血管两端完全对合，中间没有空隙，无渗血。

　　血管吻合的顺序在某种程度上是个人喜好的问题，而且每次吻合的情况不同所以其顺序也有差异。如果一条血管的位置相比另一条而言相对较深，应先吻合较深的血管。

　　吻合血管时，手术医生经常面临的问题是：器械打结时缝合针应该怎么处理。正确的做法是将其放在视野可见的地方，方便打结完成、缝线剪断后再次将其拿起。一般将针尖插入吸收冲洗液的纱布上（图4.50）。

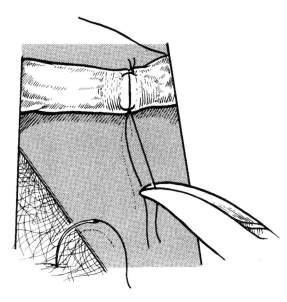

不用时将其尖端插入纱布，保持存放在视野可及的地方。

图4.50　缝针的放置

当动脉和静脉吻合均已完成，移除显微外科血管夹后皮瓣恢复血液灌注；先移除静脉吻合口远端的血管夹，待静脉回流畅通后，再松开动脉吻合口近端的血管夹，恢复皮瓣血供。以血流方向为准，先移除吻合口远端的血管夹，否则血管内压力升高容易导致吻合口渗血及血栓形成。

血管夹移除，血液经过吻合口时，缝合线之间的吻合口可能会有渗血，但很快就会停止。如果有活动性出血，则需加缝一针。皮瓣恢复血液灌注后，还需要几分钟才会变成粉红色，但其早期表现通常是静脉充盈。开始时血流比较缓慢，但很快就会恢复正常。动脉血管清晰可见、搏动有力、皮瓣粉红和静脉充盈是血液循环良好的标志。如果没有很快出现，必须查找原因。动脉痉挛可以通过局部应用血管扩张剂，如局部麻醉剂或罂粟碱来纠正，如果无效，最好切除吻合口重新吻合；一味观察只会延误挽救时机，这同样适用于静脉问题。

通畅性测试

　　如果不确定血液循环是否通畅，可以用两个并排放置的血管夹阻断吻合口远端血流，检查通畅程度。用远端的血管夹将血管内原有血液挤出，血管排空；打开近端血管夹，如果该段血管充盈，说明吻合口通畅（图4.51）。

　　血管吻合完成，血液循环建立后，血管通常在"舒适体位"，可能有轻微的弯曲或成环，但手术医生必须确定没有扭转或挤压。最后在皮瓣下放置引流管；如果使用负压引流，应将其放置在离吻合口较远的地方，并将引流管缝合固定在皮肤表面。

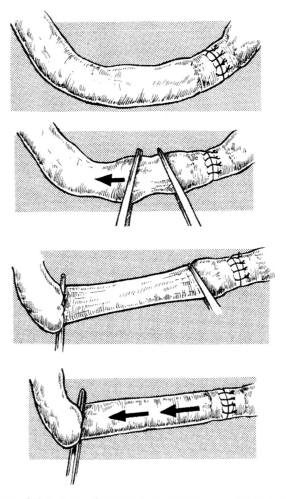

用两个并排放置的血管夹阻断吻合口远端血流，以远端血管夹排空
血管后再打开近端血管夹，如果充盈，说明吻合口通畅。

图4.51　血管吻合口的通畅性测试

静脉移植

　　若手术设计时就发现拟采用的游离皮瓣血管蒂不够长，无法到达正常的受区血管，血管蒂短缺在手术前可能并不明显；不管是没有替代的重建方案，或已到了无法挽回的时候，由于未预测到血管短缺或由于创伤或照射引起的受区血管纤维化导致该段血管无法使用等，都可通过静脉移植来解决。

　　四肢的浅表静脉，如上肢的贵要静脉或头静脉，下肢的大隐静脉或小隐静脉等，都可用作供体血管，桥接在受区血管和皮瓣血管蒂之间，以重新建立血液循环。选择供体血管时需注意其直径的大小须与拟桥接部位的血管直径匹配。供体血管切取时，将侧支血管用双极电凝或结扎止血的方式离断，确保不对主支血管造成任何损伤。桥接时，血管的长度和方向一定要准确；因为静脉血管存在瓣膜，所以动脉血管桥接时要将其方向翻转，使瓣膜顺着动脉血流方向开放；而用于桥接静脉缺损时，与其原来的方向相同。正常情况下，动脉缺损区的移植静脉会有相当大的扩张，有形成湍流的趋势，因为有4个而不是2个吻合口，所以血栓相关的并发症较正常情况明显增加。微血管缝合技术是相同的，可根据局部情况行端端吻合或端侧吻合。

术后管理

　　游离皮瓣术后的72 h内是并发症高发期。之后也可能会有异常，但随着时间推移发生率逐渐下降；所以，手术后前3天可以视为危险期，一定要认真、仔细地观察。手术后3天以上出现的并发症往往预后较差，手术干预的意义不大。

　　游离皮瓣术后的恢复过程与带蒂皮瓣相似。手术后24～48 h出现水肿，72 h后逐渐缓解。带蒂皮瓣的短暂水肿是正常的，但一般比游离皮瓣要轻。肤色粉红、轻压变白是游离皮瓣恢复比较理想的表现，这与任意皮瓣明显不同。若有与上述正常现象不符的情况，应考虑吻合口存在异常。

　　如果皮瓣有"塌陷和落空"感、轻压不变白、触之皮温低等现象，基本可以确定是血管痉挛或血栓形成导致的动脉血供不足。可用粗针头扎刺皮瓣来区分——血管痉挛时会有出血，尽管量相对较少；但如果有血栓形成，则没有出血。这种区别本质上是学术性的，动脉痉挛几乎都进展为吻合口血栓形成。

皮瓣肿胀明显、发绀、皮温低、静脉压迫瘀血等，提示静脉血栓形成或功能不全。静脉相关的并发症比动脉要多得多。

容量描记仪、多普勒超声、温度和经皮氧张力测量等技术已用于临床，可对游离皮瓣的循环状态进行客观、连续的评估。但其效果并不完全令人满意；事实上，还有一定的误导性。血管吻合处是否需要重新处理，需要临床综合判断决定，这些仪器检测太过简单。若有疑问，重新探查。重新探查不会对皮瓣造成多大影响。但探查延迟和皮瓣自行康复无望后才着手补救，将延误皮瓣抢救时机，把皮瓣可能坏死转变为必然坏死。

用药物维持吻合口的通畅和皮瓣的血液灌注已经进行了讲述。尽管理论上有一定作用，但缺乏降低血栓形成的客观证据。管状蒂流行时期，有类似的药物在临床上推荐使用，以挽救存在循环障碍的皮瓣，但收效不大。带蒂皮瓣血液循环障碍的解决方案是设计更安全的皮瓣；而游离皮瓣的解决方法是良好的血管吻合技术。

大网膜瓣

临床上，有时会遇到需要立即进行重建但不宜进行游离皮片移植的大面积缺损；而且由于技术原因，无论皮瓣、筋膜皮瓣、肌瓣或肌皮瓣，带蒂皮瓣或游离皮瓣等都无法使用。这种情况在头皮和前胸壁比较常见。头皮缺损的修复问题在于如何尽快地将裸露的颅骨覆盖，防止颅骨外板缺血坏死。胸壁的广泛缺损，通常是乳腺癌切除后放射治疗造成的，这种创面不能形成肉芽组织。

以上两种情况的处理方案是，用能快速、有效地生成肉芽的组织覆盖缺损，为后续的断层皮片移植创造条件。大网膜（图4.52）移植符合这一要求；同时，由于其血供丰富，可以用来填充死腔，特别是对于慢性感染或放疗产生的死腔价值更大。

大网膜转移时，先离断在横结肠的无血管附着点，使其仅依附着于胃大弯侧。大网膜由大网膜血管分支供血，并在其游离缘形成动脉环。大网膜带蒂转移时，虽然左、右胃网膜血管都可以作为血管蒂，但右侧胃网膜血管（两者中较大的那个）使用更多，转移时离断供养胃大弯的血管分支。在不损伤血管的前提下拉长环状血管结构；由于其供血血管较粗，游离转移在技术上相对简单。

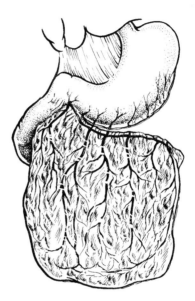

大网膜由大网膜血管分支供血，并在其游离缘形成动脉环。

图4.52 以右侧胃-网膜血管为蒂的大网膜瓣

大网膜以游离瓣的形式转移到颅骨表面后与颞浅血管进行吻合。

带蒂转移可用于胸前壁缺损区的覆盖。以前正中线为切口，切取大网膜，切口上端留做隧道，网膜由此引出。

根据患者的肥胖程度，大网膜可以是含有脂肪的实质结构，也可以是非实性、膜状结构。无论哪一种，将其覆盖于缺损区并在边缘缝合固定后，其表面肉芽形成的速度异常迅速，适合进行断层皮片移植。

大网膜移植的缺点是，需要开腹切取，手术后患者不可避免地出现不同程度的不适。

可获取的大网膜数量手术前是无法估计的，腹部手术史也影响评估。一般只在所有备选方案不可用的情况下才考虑使用；此时，医患双方要有接受该术式缺点的心理准备。

前臂桡侧皮瓣

前臂桡侧皮瓣在前臂曲侧，由桡侧血管供血。桡动脉穿支血管是深筋膜给养层血管网的血供来源，皮肤血液供应由该血管网提供。可将其制作成只含软组织的筋膜皮瓣；或与血管化的桡骨组合，作为骨筋膜皮瓣转移；也可以做成筋膜瓣。

在前臂近端，桡侧血管位于肱桡肌和桡侧腕屈肌之间，其穿支血管经两肌之间的肌间隔浅出至深筋膜给养层（图4.9）。肌腱在前臂远端相互分开后，血管走行也逐渐变浅，位于拇长屈肌和旋前方肌之间。这些部位的肌间隔不是特别清晰，但穿支血管仍经该层组织到达深筋膜。

旋前圆肌和肱桡肌之间的前臂部分，肌间隔和其内部的桡侧血管穿支，经拇长屈肌向外走行到达桡侧皮肤。在这里，桡骨有10 cm以上的"裸露"区，表面只有骨膜覆盖，肌间隔融入其中，桡侧血管分支在此形成血管网供养深部骨骼。桡侧血管分支除了供养毗邻"裸露"区的桡侧屈肌外，也发出分支供养拇长屈肌和旋前方肌。

经桡动脉表面到达深筋膜给养层的血管，为皮瓣的筋膜层提供血液灌注；深部向外走行的血管是桡骨移植的血管基础。

肌肉筋膜层通常做成岛状，经验表明，只要有足够宽度的深筋膜给养层将岛状筋膜与肌间隔内桡侧血管发出的穿支相连，筋膜瓣不需要同血管走行方向一致。瓣的几何结构很大程度上决定了其所在的位置；位于远端时，近端的蒂部较长，适宜进行游离移植；瓣在近端时，远端蒂部较长，带蒂转移至手部的价值较大。带蒂转移时，桡侧血管是唯一的血供来源；游离移植时，通常会保留一条浅静脉，以备必需时进行吻合。

同侧上臂放置止血带，皮瓣制作时充气加压。先标记瓣的形态、桡侧血管走行和适当大小的浅静脉（多为头静脉），再驱血并给止血带充气加压。

筋膜皮瓣

筋膜皮瓣的掀起平面在给养层与肌肉之间，皮瓣制作的关键在于寻找肱桡肌与桡侧腕屈肌之间的肌间隔。肌肉和肌腱确定后，先从肌间隔的一侧仔细剥离，然后再剥离另一侧，牵拉相关结构以暴露桡侧血管。血管与皮瓣、肌间隔一起掀起，将到周围肌肉的血管分支逐一离断（图4.53）。应注意避免损伤桡神经末梢分支，它与桡动脉在前臂中1/3外侧相互毗邻。

根据操作需要，在做皮瓣血管蒂时可在近端或远端做附加切口，以进一步游离血管，并离断浅表静脉。动脉近端的界限是骨间前动脉的起点，应该将其保留，为前臂远端和手部供血。静脉近端的界限是肘前静脉丛。

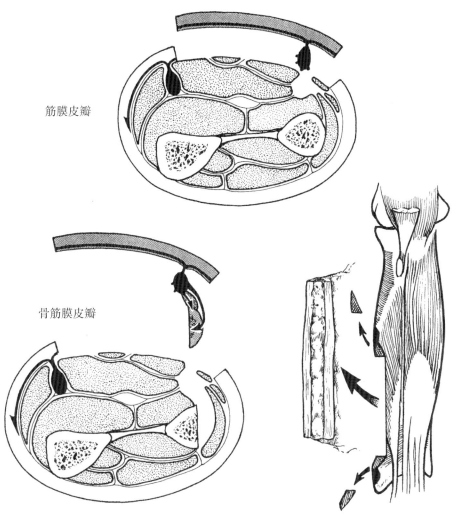

筋膜皮瓣

骨筋膜皮瓣

作为筋膜皮瓣（游离或带蒂）和骨筋膜皮瓣（带一定厚度的桡骨）时，其血管蒂的组成。

图4.53　前臂桡侧皮瓣可制作成筋膜皮瓣或骨筋膜皮瓣

骨筋膜皮瓣（图4.53）

根据之前的讲解，将皮岛从桡侧腕屈肌和肱桡肌之间的肌间隔掀起。牵拉皮瓣内侧缘和肱桡肌外侧缘，显露出拇长屈肌和旋前方肌以及进入其中的血管。于旋前圆肌和肱桡肌表面标记拟切取的肌肉和桡骨长度，切取位置为两块肌肉在桡骨表面的附着点之间，长约10 cm。从该线内侧进入肌肉的血管，在皮瓣制作时要被离断，但从该线外侧进入肌肉的血管和到达"裸露"区的血管要妥善保留。

在桡骨干外侧1/3和内侧2/3之间画线，外侧部分作为复合组织瓣转移的骨性成分。沿此线切开肌肉，到达桡骨表面后换用电锯将其劈开。

也可以在桡骨曲侧或外侧楔形切取骨瓣。只要将肌肉和覆盖裸露区的骨膜保留，三种方法都可获取带血管的骨块。

骨块矩形切除时，会在切除部位的两端各留下一个三角形薄弱点，需要另行切除，实现锐边钝化。桡骨重建期间（手术后4～6周），建议使用石膏绷带固定。

筋膜瓣

将带血管的深筋膜给养层与其表面的浅筋膜、皮肤分离后，作为独立的组织瓣，呈带血管的薄片状外观，用以重建手部的缺损，其优点是比较轻薄，可以覆盖在不规则的缺损区表面，使其适合进行断层皮片移植。

继发性缺损的处理

皮瓣转移后形成的继发性缺损用断层皮片移植进行覆盖。组织缺损几乎都包括覆盖桡侧腕屈肌腱的大部分腱周组织；若将注意力过分集中在皮瓣的制作上，容易转移手术医生对缺损区的关注，忽略对腱周组织的保护，造成一定程度的干燥；手术中操作期间，一定要注意保持腱周组织的湿润状态。充分的皮片移植和满意的手部功能同等重要，石膏固定在很大程度上有助于确定最好的手术效果。手应固定在功能位，腕部充分伸展，固定14～21天，确保移植皮片牢固附着在创面后方可进行活动。

幸运的是，即使移植失败，肌腱裸露，最终也不一定对手部功能产生多大影响。保持良好的心态，加强手指和腕部的功能锻炼，肌腱暴露部位将逐渐长出肉芽，一般都能自行愈合。

临床应用

　　在游离皮瓣中，前臂桡侧皮瓣拥有非常优秀的安全记录。从技术上讲，操作相对简单，因为临床使用频率较高，对其认识也比较到位。其表面皮肤薄而柔韧，可以做成不规则的形态。作为筋膜皮瓣，其唯一的缺陷是继发性缺损、外观不佳和皮片移植失败的可能。现在，皮片移植失败的原因已经比较清楚，将腕部可靠固定到皮片与受床黏附牢靠为止，可有效解决这一问题。用作含骨块的复合组织移植时，沿其长轴走行的血供特征是桡骨截骨的血供基础；也可单独移植用于下颌骨重建，这是其优势所在。但可用的横截面积不大，不能承受较大的压力。因此，后期不宜植入骨整合材料。

前臂尺侧皮瓣

　　前臂尺侧皮瓣的穿支血管从尺侧血管进入尺侧腕屈肌和指浅屈肌之间的深筋膜给养层（图4.9）。皮瓣通常位于前臂尺侧；另一方面，皮瓣转移的相关技术类似前臂桡侧筋膜皮瓣。这两种皮瓣的潜在用途非常相似，但在临床实践中更多使用前臂桡侧皮瓣。

上臂外侧皮瓣

　　上臂外侧皮瓣为筋膜皮瓣（图4.54），位于上臂外侧、肱骨外侧髁上方，以桡侧副动脉后支及其伴行静脉为供血血管。也可包含一块肱骨作为骨筋膜皮瓣移植。

　　上臂外侧皮瓣的供血血管是肱深动脉的分支。肱深动脉与桡神经伴行，进入肱三头肌，走行于桡神经沟内，到达三头肌和三角肌之间的外侧肌间隔后分为前支和后支。前支较小，不恒定，伴桡神经远端在肱肌和肱桡肌间走行；后支外径约1.5～2 mm，恒定无变异，有伴随静脉，远端位于肱三头肌和肱桡肌群之间的肌间隔内，并发出分支，向上浅出至深筋膜给养层和表面皮肤。另有多根血管由此进入周围肌肉和肌间隔附着处的肱骨骨膜。

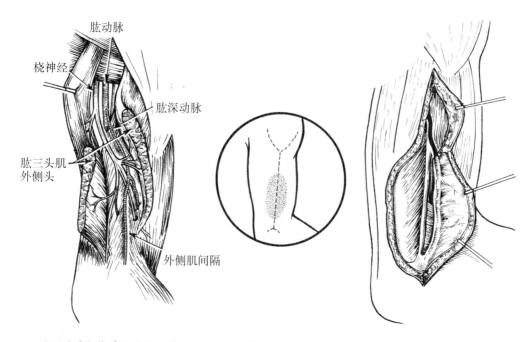

肱深动脉与桡神经伴行，进入肱三头肌，走行于桡神经沟内。

图4.54 上臂外侧皮瓣的供血血管（肱深动脉后支）

上肢的下外侧皮神经支配皮肤感觉，若要提高皮瓣的感知能力，可将其缝合固定在受区。下外侧皮神经和与之相伴出现的前臂后皮神经离断后，供瓣区远端皮肤感觉缺损。

皮瓣制作

上臂外侧皮瓣在肌间隔上方，皮瓣掀起前上止血带。因供瓣区继发缺损要直接拉拢缝合，所以皮瓣宽度尽量控制在6 cm以内，平均长度为10 cm。首先，在皮肤表面标记出肱骨外上髁和三角肌止点之间的连线，即肌间隔线。该线后方的皮瓣内不含任何重要结构，因此，以此为入路掀起皮瓣，解剖结构清晰、操作更为方便，在筋膜给养层与肱三头肌之间的平面向前分离，直至外侧肌间隔。然后将肌肉与肌间隔完全分离，显露肌间隔内的血管和神经。

皮肤切口的近端为三角肌后缘，切开后将皮瓣的血管、神经进行解剖，使之与桡神经分离，并向桡神经沟方向追踪。操作时，分离肱三头肌与三角肌，在覆盖桡神经沟的肌间隔表面，将与其依附的三角肌肌束离断。血管蒂确定后，将肌间隔前面的皮瓣部分从肱肌和肱桡肌分离出来，掀起皮瓣。操作过程中，边解剖边离断供养周围肌肉的血管分支。

作为骨筋膜皮瓣转移时，在肌间隔两侧各留一条肌肉，向下达骨瓣全长的表面，其作用是保护肌间隔内供养复合组织瓣的穿支血管。桡神经留置以备后用。肱骨瓣的切取范围一般为1 cm×10 cm，在此范围内不影响骨骼的强度。

临床应用

上臂外侧皮瓣的皮肤和皮下脂肪通常较薄，因此，皮瓣的可塑性好。供瓣区继发缺损形成的瘢痕，虽在可能经常暴露的部位，但并不十分扎眼。供血血管直径较小是其主要缺点，若有可能，尽量选择供血血管较粗的皮瓣。

肩胛区皮瓣

肩胛区皮瓣（图4.55）由旋肩胛动脉及其相关静脉的分支供血。旋肩胛动脉是肩胛下动脉的分支，后者由腋动脉发出。肩胛下动脉在腋窝后壁向下走行约4 cm后，发出胸背动脉并继续向下走行止背阔肌；旋肩胛动脉是肩胛下动脉的另一分支，口径较前者粗大。

旋肩胛动脉发出后直接进入三角肌间隙。该间隙的上方为肩胛下肌和小圆肌，下方为大圆肌，外侧是三头肌的长头；动脉在间隙内沿肩胛骨外缘走行，发出肌肉骨骼分支，从大圆肌和小圆肌之间穿出后进入肩胛骨上方的皮下组织；发出水平分支和斜行分支，前者在肩胛冈下2 cm水平向中线延伸；后者，沿肩胛骨外缘走行。这两个血管分支是肌肉筋膜瓣的血管基础，由此形成水平皮瓣和肩胛旁皮瓣。

旋肩胛动脉主要的肌肉骨骼分支在三角肌间隙中发出，深入冈下肌进入冈下窝。在此之前，发出分支，平行于肩胛骨外侧缘并向下延伸至肩胛骨下角，与颈横动脉的深支吻合。旋肩胛动脉走行过程中发出许多小的血管分支，穿过肩胛骨肌肉附着点为其提供血液供应。这是以肩胛骨外侧缘为骨瓣的血管基础，通常与筋膜皮瓣一起作为复合组织瓣转移。

水平皮瓣大致位于肩胛冈与肩胛下角之间；肩胛旁皮瓣与肩

胛骨外侧边缘平行，均为椭圆形。两个皮瓣的中心区域相同，为母动脉皮支从肌间隙浅出的位置。皮支血管浅出点确定后以其为中点标记出皮瓣中心线，水平皮瓣中心线与肩胛冈平行，肩胛旁皮瓣与肩胛骨外缘平行。供瓣区一般要求直接拉拢缝合，受此限制，皮瓣最大面积不超过24 cm×12 cm。

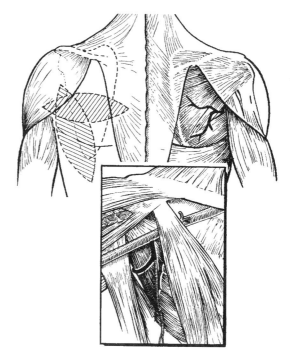

以旋肩胛动脉皮支为供血血管的两个皮瓣，分别向中线水平和肩胛骨外缘走行。如果需要较长的血管蒂，旋肩胛血管可以解剖至腋窝内的肩胛下血管。

图4.55　肩胛区皮瓣

皮瓣制作

肩胛区皮瓣的制作都是从皮瓣远端向血管进入点方向掀起，剥离平面在肌肉表面，以确保将供血血管包含在皮瓣以内。接近血管蒂部时，皮瓣深面的血管清晰可见；剥离至此，皮瓣蒂部相对较短，若继续沿血管走行向肩胛下动脉解剖，可将血管蒂部延长。此种方式获取的皮瓣，其蒂部较长、血管口径较粗，更适宜作为游离皮瓣转移。解剖的技术难度在很大程度上取决于血管周围的脂肪数量；因此，肥胖患者的操作难度要大很多。

以筋膜皮瓣转移时，要离断旋肩胛血管的肌肉骨骼分支以充分游离血管，但要以骨筋膜皮瓣转移时，必须将其妥善保护。肩胛骨瓣的宽度一般为 1.5 cm，从肱三头肌长头附着点向下沿肩胛骨外缘切取，长度可达 14 cm。这部分骨瓣由经肌肉附着点的分支血管供血，切取骨瓣时必须将该部位保护妥当。

临床应用

肩胛区皮瓣的皮肤较厚、缺乏柔韧性，这类皮瓣的使用要慎重考虑。皮下脂肪厚度不同，但相对较多。除非向旋肩胛动脉起点方向游离，否则皮瓣蒂部较短，血管较细，转移过程中有一定的技术难度；而向血管近端解剖，会增加剥离的难度。另外一个问题是，这两个皮瓣的制作、继发缺损的修复都是在患者侧卧状态下进行的，而对大多数手术医生来说，这个体位并不理想。以骨筋膜皮瓣转移时，因涉及较大范围肩胛带肌的离断而导致"冻肩症"的发生，这是其临床使用中的最大障碍，特别是老年患者。

腓骨瓣转移

腓骨的血液供应来自胫骨前动脉和腓动脉，但作为带血管的骨瓣进行转移时，腓动脉是其唯一的血供来源。腓动脉是胫后动脉的分支，在胫后动脉起点的下方发出，有不同的动脉模式，在考虑腓骨瓣转移时必须进行动脉造影，以排除血管结构异常和动脉硬化等手术禁忌症。腓动脉在骨间膜后沿腓骨走行；在腓骨上半部，胫骨后肌起始部将其与骨间膜分开；但在腓骨的下半部，腓动脉紧贴骨间膜走行，发出分支在腓骨中点稍上方进入腓骨，也有分支到达腓骨表面。来自腓动脉的穿支血管在腓骨后方横向穿过腓骨肌和比目鱼肌之间的肌间隔，供应表面皮肤。这是游离骨筋膜皮瓣转移的血管基础，也可用作带血管骨瓣转移。

可获取的腓骨瓣长度约为 30 cm，自腓骨头下方至远端胫腓关节上方之间，腓骨为节段性供血模式，可以进行截骨转移。穿支血管分支可以为 10 cm×20 cm 的皮岛提供血液供应。

腓骨切取后，对成年人的腿部功能没有明显影响。在儿童和青少年，长骨发育不完全，使用时要更为谨慎，因为有胫骨弯曲的风险。

皮瓣制作

手术中使用止血带（图4.56），标记腓骨头与外踝的连线。

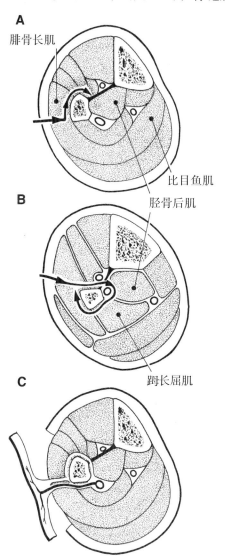

A

腓骨长肌

比目鱼肌

胫骨后肌

姆长屈肌

C

　　腓骨单独转移时，从腓骨肌和后肌室间分离，达腓骨前方后绕骨干一周，游离表面肌肉。腓骨远端解剖（B）时，腓动脉紧位于中隔后面，与腓骨紧密相贴。与腓骨上部（A）相比，起源于骨间隔膜后的胫骨后肌，将其与腓动脉分开。

　　以骨筋膜皮瓣转移时（C），皮瓣长轴位于比目鱼肌和腓骨长肌的肌间隔线上，皮瓣制作时从两侧向中线方向掀起。穿支动脉从腓动脉发出后，可能从肌间隔相邻的肌肉（通常是比目鱼肌）浅出，供养表面皮肤，解剖时须谨慎操作，防止损伤，必要时将穿出部位的肌肉包含于蒂部。单独骨瓣移植时，无须这部分操作。

图4.56　腓骨瓣和腓骨筋膜皮瓣转移

只行腓骨移植时，沿皮肤切口线的近端切开，切口长度与拟切取的腓骨长度相等，掀起切口两侧皮肤，找到腓骨肌与后侧肌群间的肌间隔。首先，确认腓总神经，并妥善保护，以此作为腓骨切取的近端顶点，踝关节为远端顶点。分离肌间隔两侧肌肉，达腓骨外侧表面。

以骨筋膜皮瓣转移时，皮岛设计成椭圆形，长轴为比目鱼肌和腓骨长肌的肌间隔，以腓骨中点或中、下1/3交界处为中心。切开皮肤，必要时向两端延长；分别从皮瓣前、后缘向中线方向掀起，经筋膜给养层达肌间隔。肌间隔内有腓动脉发出的穿支血管，为皮岛提供营养供给。也有分支进入两侧肌肉，在肌间隔附近的肌肉中浅出；皮瓣制作过程中，要仔细寻找，必要时可携带血管邻近的肌肉，确保将血管包含在蒂内。仔细解剖，将肌肉与肌间隔逐步分离，确保看清穿支血管并妥善保护。

将肌间隔与两侧肌肉完全分离后，两种转移方式的解剖方法无明显不同。游离肌肉时，用手术刀在骨膜外锐性剥离。肌肉两端的剥离范围取决于拟切取的腓骨长度，但超过这个长度肌肉就完全离断了。

从腓骨前方开始，分离腓骨肌和伸肌肌室间的肌间隔，至伸肌深面时注意避免损伤胫骨前血管。伸肌完全剥离后骨间筋膜便清晰可见。

至此，可根据重建所需的长度切取腓骨。切开骨间膜显露腓血管，分离骨间膜时可适度牵拉，便于操作，以降低腓血管的损伤风险；特别是腓静脉，壁薄易损伤。骨间隔膜分开后也可牵拉腓骨，有效显露相关结构，使后续操作更方便、更安全。

分离最好从骨间膜远端开始；因为，此处腓血管位于骨间隔膜的正后方，很容易识别、分离和结扎。直视下沿血管走行向其近端追踪，离断远离腓骨的血管分支，并确保供给腓骨的穿支血管妥善保留。近端，胫后肌起源于腓骨，血管走行于胫后肌和姆长屈肌之间，有时直接穿过后者，手术中需要将其离断。连续向血管近端解剖，至其在胫后血管的起始处，离断肌肉附着点，仅保留近端血管蒂作为唯一的附着物。

能够获取的血管蒂长度一般不是很理想，特别是作为骨筋膜皮瓣转移时，经常处于非常尴尬的状态，需要静脉移植来解决。以骨筋膜皮瓣转移时，比较安全的截骨方法是在腓骨的前面或前外侧进行。单纯以骨瓣的形式进行移植时，除腓血管分支进入区外，其他部位都可以使用。

单纯骨瓣转移后，进行皮肤缝合辅助负压引流即可。骨筋膜皮瓣转移后的继发性缺损行断层皮片移植将其覆盖，特别是延期移植较为妥当。利用夹板支撑下肢和足部数周，直到肌肉愈合和功能正常，防止形成马蹄畸形；最终，恢复正常步态。

临床应用

腓骨可单纯以骨瓣的形式转移，也可以与皮瓣组成复合组织瓣，皮岛面积可达 20 cm×10 cm。腓骨的临床应用是由可获取的长度、强度等特征决定的。早期，其强度不足以承受身体的质量，但能够增厚到可以成功负重的程度；骨瓣的获取安全可靠，且能接纳骨整合材料。

5

其他技术

有几项已经比较成熟的技术无法将其进行恰当的归类；因为，有些技术虽在外科领域使用，但不是严格意义上的外科手术；有的是从其他学科借鉴而来，对传统整形外科无法解决的问题提供了部分或全部的解决方案。

皮肤软组织扩张技术

这种技术是将一个硅胶"袋"（类似于一个未充气的气球，又称为扩张囊）放置于皮肤和浅筋膜下，并定期或不定期给其注射生理盐水，使其逐渐扩张（图5.1）。生理盐水并不是直接注射到扩张囊里面，而是注射到远离扩张囊的注射壶内，注射壶与扩张囊之间为连接导管。随着扩张囊内生理盐水容量的增加，扩张囊亦逐渐扩张增大，表面皮肤软组织被缓慢拉伸，面积逐渐"扩展"增大，以提供足够的皮肤来源用于组织重建。

皮肤软组织扩张在临床上主要有两种使用方法。一种与乳腺切除后乳房重建手术一样，扩张的皮肤和其深面的腔隙都可以使用：腔隙内植入永久性乳房假体，起到"隆胸"的效果，扩张的皮肤作为乳房假体的包被，使再造乳房形态更为逼真。

该项技术的另一种使用方法是在皮肤缺损区旁"造出"足够覆盖缺损区的皮肤组织以将其直接拉拢缝合。皮肤组织可以预先进行扩张，以便缺损形成后有充裕的皮肤组织将其覆盖。或者，用来置换移植的断层皮片，改善局部外观。缺损区邻近的皮肤组织经过扩张以后，与原有皮肤的肤色、质地等相似，修复效果最为理想，这是其主要优点；将有毛发生长的头皮扩张后置换无毛发生长区时，其优点更为突出。

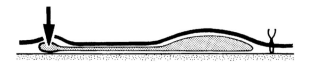

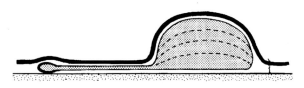

扩张器植入拟扩张区皮下，与注射壶相距一定距离。定期或不定期向注射壶注入生理盐水，使扩张器体积增大，拉伸和扩张其表面皮肤。

图5.1　软组织扩张器作用原理

根据需要扩张的面积，使用不同大小、不同形状的扩张器，如圆形、椭圆形和新月形等。皮肤表面切开，切口长度以能将扩张器植入为度，经此切口在拟扩张区皮下潜行剥离，形成比扩张囊略大的腔隙，用于放置扩张囊，其平面通常在浅筋膜深面。根据连接导管的长度，在与扩张器有一定距离（切勿太近，防止注水扩张时扎破扩张囊）的地方剥离容纳注射壶的腔隙。

注射壶外置虽有增加扩张器感染的风险，但注水时操作更为简单，避免了内置状态注水的疼痛。扩张器植入完成后，立即注射少量生理盐水，使其最大限度平铺，防止折叠成角。切口缝合。随之开始注水扩张，注水开始及间隔时间差异很大，一般每周注水一次。注水后扩张器表面皮肤变白或病人自觉局部疼痛难忍，提示注水量过多、表面皮肤张力过大、皮肤灌注不足。在注水扩张期间，扩张器表面通常会有包膜形成，根据包膜的薄厚及临床应用需求，可以将其保留、切痕或剥除。

这项技术得到了较为广泛的应用；但总体来说，并没有达到进入临床初期时预期的普及程度。其不足之处在于注水扩张所需的时间较长（6～12周不等）以及随着扩张囊容积的增大而出现的外观异常。并发症的发生率也是相当高的，主要是感染、血肿和扩张器对邻近组织挤压产生的异常，而任何一种并发症的发生，多需要将扩张器取出，导致手术失败。另一个重要的问题是皮肤软组织扩张的设计，这涉及三维空间；而除乳房和头皮外，其他缺损区域的修复都是二维空间。

该技术最理想的应用区域是基底为骨质、表面呈弧形的区域，如头皮和前额，以及乳房重建。

脂肪抽吸术

脂肪抽吸术（简称抽脂术）是通过皮肤表面的小切口，在不完全直视的情况下去除皮下脂肪的技术。抽脂术多用于医学美容，作为"形体雕塑"的重要组成部分，主要用于去除多余的皮下脂肪；但在常规的整形手术中也时有用及，如较大的脂肪瘤抽吸，和皮瓣脂肪过于臃肿时的吸脂修薄，使其与周围组织间过渡更为流畅、更为协调。

以小的皮肤切口为入路，进行较大范围的脂肪抽吸，可最大限度减少瘢痕形成、简化手术后护理流程。在正式进行脂肪抽吸前，全麻患者先在拟定的脂肪抽吸区域注射肾上腺素+生理盐水混合液，局麻患者注射局麻药物+肾上腺素+生理盐水的混合液，有助于提高脂肪抽吸的效率，减少手术中出血和手术后血肿的形成。

在脂肪抽吸区域相对隐蔽、便于操作的部位做切口，将抽脂针插入待抽吸区域的皮下层，开启与其末端连接的负压装置，抽脂针以皮肤切口为旋转点呈放射状来回移动，进行脂肪抽吸。抽脂针远端呈钝圆形，抽吸过程中依靠锐性侧孔切割、破坏脂肪，同时将其吸入负压储藏瓶；因血管较为光滑而富有弹性，其与抽脂针触碰后多能弹离、减轻损伤程度。手术中抽吸不能过浅，避免皮肤表面凹凸不平；也不能过深，造成皮肤与深部组织粘连。抽吸完成后，手术区加压包扎。抽脂针来回移动对切口造成一定程度的擦伤，但感染很少发生。

脂肪瘤内没有或有少量纤维组织时，通过脂肪抽吸容易处理；但纤维组织含量较多时抽吸效果不理想，需依赖手术将其切除。需要脂肪抽吸进行修薄的皮瓣多来自腹股沟或下腹部，尽管有人认为脂肪移除后不会二次堆积，但如果患者体重增加，皮瓣的脂肪含量还是会相应增多，此时，可能需要再次进行脂肪抽吸。

激光

对于葡萄酒色斑的处理，以前通过化妆品遮盖和手术切除为主，但效果均不理想；激光治疗技术的进步使该病的治疗进入了新的阶段。目前使用最多的激光类型有氩激光和可调谐染料激光。

这两种仪器的工作原理相同：激光发射的能量被血管内红细胞中的氧合血红蛋白吸收，随着能量的扩散，扩张血管内皮细胞遭到破坏、纤维化，血液循环停止，葡萄酒色斑外观消失。两种激光治疗的最终效果大致相同，但其作用原理有所不同。

氩激光发出蓝绿色光束，大部分能量在 488 nm 和 514 nm 处。1 mm 激光斑点对真皮的穿透深度为 0.75～1 mm。虽然只是 200 μs 的短脉冲，每个脉冲能量往往会到达血管以外的组织并逐渐消散，产生不同程度的瘢痕或局灶性脱发。染色区域的处理方法是产生融合光斑，但治疗区域需要 2 个月左右的恢复时间，才能对其邻近区域进行治疗。

可调谐染料激光以若丹明为染料源，发射光为 585 nm；而氧合血红蛋白的吸收峰为 577 nm，两者非常接近。因此，比氩激光的特异性更高，穿透真皮的深度更大（1～1.5 mm），产生瘢痕的风险更低。与氩激光相比，非毗邻区域用 5 mm 光斑处理。可调谐染料激光治疗后早期，皮肤会有紫斑形成，一般 2 周内恢复正常。后期处理的目的是对染色的残留区域进行干预。

无论使用哪种激光，每次治疗需间隔 2 个月左右的时间，以便组织恢复正常。两种激光的优点很难进行量化对比。临床经验表明，氩激光在治疗深色葡萄酒色斑时效果更好，而可调谐染料激光对颜色相对较浅的病灶更为有效，在儿童患者中更是如此。

老年患者血管瘤有向皮肤浅、深两个方向扩展的倾向。向浅层扩展会造成皮肤表面高低不平，向深层扩展会使病灶超出激光的穿透距离，对激光治疗的反应变差。

调谐红宝石激光对印度墨水制作的"业余"文身疗效较好。外伤性文身的治疗也取得了一定的进展，但不是非常稳定，将参数调整为能量 3 J、波长 694 nm、脉宽 30 ms、光斑 5 mm，可将碳颜料转化为无色的氧化物。复合局部麻醉剂中，肾上腺素对血管的收缩降低了血液和光束间的相互作用。深色专业文身的治疗效果也越来越好，除了碳成分能够消除外，红色和绿色色素也有显著减褪。这可能是染料中的碳成分，通过诱导，增强了吞噬活性。

激光技术在医学物理学中的发展速度很快，且取得了令人瞩目的成就，如脱毛（皮瓣转移术后）和增生性瘢痕等方面。这些治疗方法还有待临床实践的验证，尚未被广泛采用。

第二部分
临床应用

6

增生性瘢痕和瘢痕疙瘩

瘢痕形成后随着时间的推移多会逐渐软化、接近正常肤色；但有时也会变红、增厚，形成增生性瘢痕或瘢痕疙瘩。增生性瘢痕和瘢痕疙瘩，这两个名词在临床应用中比较混乱，其原因可能是因为很难将其准确定义。

增生性瘢痕高于周围正常皮面，早期色较红，但不向周围扩展，有自行消退的可能。瘢痕疙瘩表面更加红润，高出正常皮面更多，浸润周围正常皮肤；多伴瘙痒不适，其严重程度与生长速度呈正相关，时有感觉过敏和触痛，很少自行消退。

临床表现典型时，很容易将其区分；但实际上，从常见的成熟瘢痕到增生性瘢痕，再到瘢痕疙瘩都有不同程度的分级，而不同医生对增生性瘢痕和瘢痕疙瘩间的界定也有所不同。这种分级方法在一定程度上也有所反映，瘢痕疙瘩和增生性瘢痕的划分是人为的，每个瘢痕相对独立于不同严重程度的瘢痕总体。幸运的是，疾病的名称是次要的，不管怎么称呼，对疾病的治疗没有多大影响，因为两者的治疗方法相似。对其病因，也知之甚少。

临床图片

要将增生性瘢痕和瘢痕疙瘩分别准确地绘制出来是相当困难的，因为临床总结不一定适用于每一个病例，而且瘢痕本身变化

很大，无法对其进行预测。在下面的描述中，"瘢痕疙瘩"涵盖以
上两种情况。

随着年龄的增加，瘢痕疙瘩的形成似乎会相应减少；但在临
床实践中很难预测某一特定的患者是否会形成瘢痕疙瘩。然而，
已知"瘢痕体质"患者的切口比随机患者的类似切口更容易形成
瘢痕疙瘩。单纯切除瘢痕疙瘩，无其他辅助治疗的情况下，其复
发概率很高。黑色人种的发病率要高于黄色人种，白色人种发病
率最低。在黑色人种中，其生长速度最快，外观形态也最奇特。
而白色人种，即使是真正的瘢痕疙瘩最终也会稳定下来，并呈现
出增生性瘢痕的特征（图6.1）。

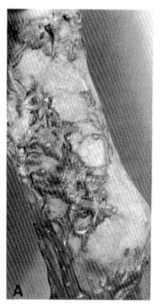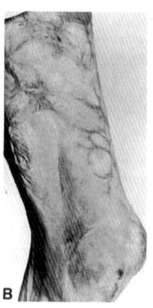

将最严重的病灶切除并行皮片移植，其余部位未特殊处理，但仍然
清晰可见。

图6.1　瘢痕疙瘩可转化为增生性瘢痕

身体的某些特定部位更容易形成瘢痕疙瘩（图6.2）；胸骨前
区是此病的高发区域，瘢痕形状奇特，且有性别差异——男性患
者中其形状多不规则；而在女性，通常为蝴蝶形。肩部是次于胸
前区的易发部位，最常见于卡介苗接种后。耳垂位列第三，打耳
洞后出现的瘢痕疙瘩较为多见。

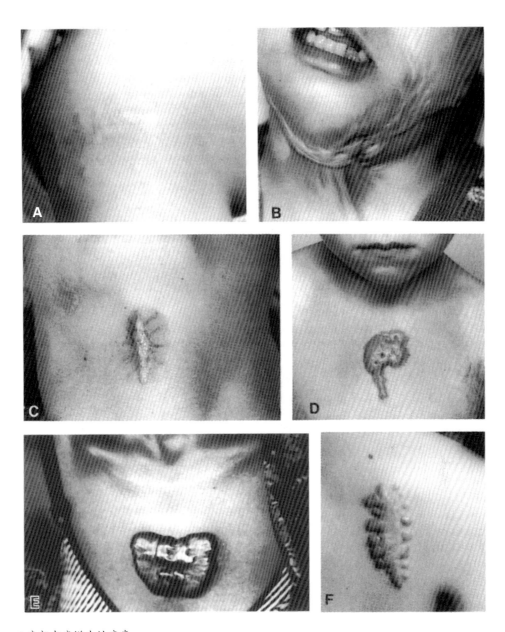

A 肩部中度增生性瘢痕。

B 颏、颈部烧伤后重度增生性瘢痕。

C 垂直切口切除甲状腺瘘后形成增生性瘢痕。

D 男性胸骨前瘢痕疙瘩。

E 女性黑人患者胸骨前瘢痕疙瘩，典型"蝴蝶"样外观。

F 肩胛区瘢痕疙瘩。

图6.2　增生性瘢痕和瘢痕疙瘩

瘢痕疙瘩可能只在切口的某个部位形成；这在颈部尤为明显，比如颈部的垂直瘢痕容易发展为瘢痕疙瘩，而水平瘢痕很少出现。如果颈部瘢痕切除后行Z成形术，则水平方向的瘢痕一般都平整而柔软，而Z成形的垂直边很有可能形成瘢痕疙瘩或增生性瘢痕。一般来说，与切口选择线方向相同的瘢痕不容易形成瘢痕疙瘩，而与之垂直的瘢痕则相反。

治疗

如果仅将瘢痕疙瘩切除，而无其他干预措施，切口愈合后复发的可能性极高；而且瘢痕疙瘩越红润，可能性越大。因此，不推荐单纯切除治疗（图6.3）。如果不是瘢痕疙瘩，而是增生性瘢痕，且有桥状挛缩畸形，此时切除瘢痕并行畸形矫正可显著降低复发的可能。

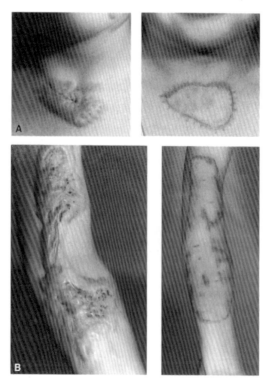

A前胸部；B肘部屈侧

图6.3 瘢痕疙瘩切除+断层皮片移植后切口边缘再次形成瘢痕疙瘩

较小的瘢痕疙瘩，通常以高活性类固醇激素曲安奈德局部注射治疗。数天内就可以变平、软化。

然而，必须清楚，曲安奈德药性极强，其作用机制还不完全清楚，一定要谨慎使用。必须将药物全部注射到瘢痕实质内；量要足够，以瘢痕疙瘩变白为度；可每周注射一次。当瘢痕疙瘩与周围皮肤齐平时，停止治疗；进一步注射会使局部皮肤和脂肪萎缩。值得注意的是，不管瘢痕疙瘩是红色的"增生期"还是白色的"稳定期"，类固醇激素的治疗都是有效的。

硅凝胶可用于辅助治疗，涂抹于患处后胶布粘贴固定。其作用机制尚不清楚，瘢痕疙瘩消退的速度也各不相同。这种治疗方法的优点是非侵入性、无副作用，对儿童尤其适用。虽然不是对所有的病人都有效果，但临床使用发现，硅凝胶无法改善的瘢痕疙瘩，曲安奈德的效果也不理想。

硅凝胶对瘢痕疙瘩的有效程度似乎取决于其涂抹时间的长短。理想的使用方法是，除了洗漱和洗澡的时间外，其他时间都应使用。

对于小范围、重要部位的瘢痕疙瘩可行手术切除治疗，尤其是耳垂等部位。这些部位除了注射类固醇激素外几乎没有其他方案可以选择，即使类固醇激素治疗有效，最终的外观效果也很难令人满意。在这种情况下，手术切除加低剂量放射治疗是去除瘢痕、防止复发的有效方案，但不是对所有患者都非常有效；因此，要有能够接受复发的心理准备。

在临床实践中，若烧伤和脱套性损伤愈合后发展为瘢痕疙瘩，将使病情更为复杂，大范围瘢痕疙瘩的形成，使类固醇激素和硅凝胶的使用无法进行。除了瘢痕性外观和与之相关的挛缩问题外，严重瘙痒使患者反复挠抓瘢痕区域，导致表皮脱落并加重病情进展。正因如此，压力疗法在缓解瘙痒和加速病灶消退方面都有显著的疗效，能使病灶变平、软化。压力疗法治疗瘢痕的具体机制尚不清楚，但其治疗效果已经得到了临床验证，定制款弹力衣可对病灶施加恒定的压力。弹力衣需要连续穿戴直到瘢痕稳定不再进展为止，可能需要一年以上的时间。

7

放射性损伤

　　　　整形外科相关的放射性损伤主要有放射性皮炎和放射性坏死（图7.1），关注重点应该是受照射组织的缺血坏死和放射性损伤与肿瘤的关系。血管闭塞、血供障碍等在放射线照射后的6个月内逐渐加重，此后趋于稳定；但事实上，有些患者症状出现的时间要晚得多，这说明缺血的发展过程可能需要更长的时间。

　　　　放射性皮炎现在多见于面部皮肤和头皮，以及对深层组织［如腹腔内肿瘤、甲状腺肿瘤或区域淋巴结（通常在颈部）］行放射性治疗的过程中作为射线入口的皮肤部位。放射治疗曾一度是治疗面部疾病（如痤疮、须疮、寻常性狼疮和头皮癣）的标准方法。现在虽然不对前述疾病进行放射治疗，但临床上仍然可以看到曾因这些疾病而接受放射治疗且有并发症产生的患者。使用的放射线穿透深度不大，深层组织明显受累的情况并不常见。因此，在治疗放射性皮炎时需要切除的组织深度通常不超过真皮层。如果不确定放射线损伤的组织层次，皮肤活动度是很好的参考指标，活动度好提示深部组织没有受累。放射性皮炎切除以后，创面基底的血管分布情况也可以作为修复方式的选择依据；如果病灶切除后创基表面血供良好，游离皮片移植通常有望获得良好的效果；当然，几十年前放射治疗后形成的皮炎，病灶切除后留下的缺损不易进行皮片移植。

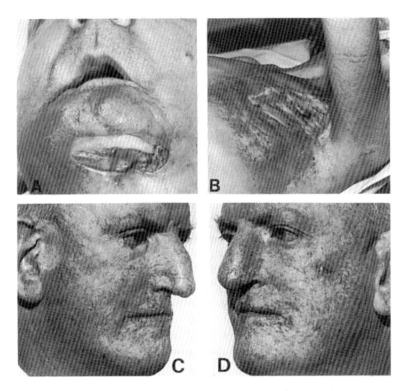

A 口底鳞状细胞癌放射治疗后，颏部、口底和下颌骨坏死，伴唾液腺瘘。

B 乳腺癌根治性切除+放射治疗，导致胸壁放射性坏死；坏死区中央肋骨外露，伴周围皮肤放射性皮炎。

C、D 寻常痤疮放射治疗后的放射性皮炎。此次就诊后的一段时间里，患者已经切除了多个皮肤肿瘤，包括基底细胞癌和鳞状细胞癌。

图7.1　放射性坏死和放射性皮炎

　　因对深部脏器进行放射治疗，而在皮肤入口处形成的放射性损伤，与上述情况完全不同。这类患者，皮肤和靶器官之间的所有组织都受累。此时的放射性皮炎与放射性坏死有很多类似之处，随着时间的推移通常都发展为放射性坏死。

　　皮肤的放射性坏死意味着溃疡和更深层次的组织缺血。治疗这种溃疡时，首先需要确定溃疡是否有肿瘤的成分；所以，要常规进行组织病理检查，多点取材，且尽可能切取疑似恶变的组织。没有病理结果支持，放射性坏死的诊断就无法成立。

　　从病灶切除和创面重建的角度来看，外科手术在放射性坏死的治疗中有举足轻重的作用。手术区组织坚硬，若有大的血管、神经走行其中，其技术难度就可想而知了。理想情况下，受损区域的边缘和底部都应切除干净，但临床实践中不总是切实可行，因为越往深部重要的组织结构越多；因此，想要彻底切除深部损伤组织，技术上很难做到。这类创面只能采用自带血液供应的皮瓣进行重建。如果不能完全切除放射性坏死组织，皮瓣蒂部（包括血管）最好永久保留、不要离断；在这种情况下，即使皮瓣转移后很长时间再行断蒂，也很容易出现皮瓣坏死，但如果射线受累区域已经完全切除，就不会出现类似问题。如果采用游离皮瓣修复缺损，须在损伤区域外选择供体血管。

与放射治疗相关的肿瘤有两种形式：射线照射区域出现的原发肿瘤或放射治疗后依然存在的肿瘤。即使原发病变既不是恶性的，也没有恶性的可能，射线照射区域后期也有形成原发肿瘤的可能；可以是癌或肉瘤，通常以溃疡的形式出现。

病灶的切除范围取决于原发疾病的种类和射线类型。由于放射治疗对局部淋巴管的影响，肿瘤向局部淋巴结的转移并不多见，局部肿瘤向四周和深部的扩散受到一定程度的限制，仅在辐射区域内生长。除非不以彻底切除肿瘤为目的，否则，切除范围要比放射性皮炎或放射性坏死面积更大。

放射治疗后肿瘤复发的表现形式为，放疗无效或明显治愈后复发。复发肿瘤的临床表现不典型，与放射性坏死形成的溃疡相似。当放射坏死和复发性肿瘤同时出现在一个溃疡面时，要将其准确诊断并不容易；在这种情况下，组织病理检测是必不可少的。复发肿瘤多会丧失其原有的行为模式，加之射线对淋巴管的破坏，其转移模式也会发生相应的改变；至于其详细的处理措施已经超出了本书的讨论范围。

8

压疮的处理

非截瘫患者的压疮

　　非截瘫患者压疮的常见部位是骶部和足跟，偶尔也会出现在髂骨，而压疮发生的前提条件是患者不能运动。虽然患者不能运动可以导致局部组织持续受压，血液循环障碍，产生缺血、缺氧和组织坏死，最终形成溃疡；但其他因素也会导致溃疡的发生。消耗性疾病的患者通常容易并发压疮；皮下脂肪减少后其对压力的缓冲作用降低，再加上此类患者因疲倦而不愿活动，最终导致了压疮的发生。出现压疮的年轻患者，多有神经系统疾病的存在，如多发性硬化症。

　　压疮的处理取决于其发生的部位和范围的大小，最重要的是，能在多大程度上阻止这类消耗性疾病的发展，最好能将其逆转。对于整形外科医生而言，最重要的是对压疮的相关情况进行评估，比如，病灶继续在扩大、加深，还是静止无变化；或边缘有无上皮化愈合的迹象等。

　　若压疮仍在不断扩大，整形外科医生暂时没有介入的必要；其根本原因还是护理的问题。一旦压疮稳定，甚至出现愈合迹象，就要考虑通过皮片移植或皮瓣转移修复皮肤缺损，阻止病情进展或提高患者的健康状况。决定手术干预前必须明白，患者若能起床活动，对压疮的愈合过程就极为有利，即使是通过压疮边缘的上皮化缓慢实现创面愈合。

在手术修复之前，要密切观察创面变化，确保压疮部位不再受压，这一点非常重要；尽管这样可能使相当数量的患者无法接受手术治疗，但如果无法做到这一点，创面在短期内将无法痊愈，延长治疗时间。

在临床工作中，适合手术治疗的患者数量不多。更好的解决办法是让患者起床活动。因为这样可以立即缓解压疮部位所承受的压力，为其自行愈合创造条件。比如，跟腱和跟骨后方的压疮，当病人开始行走，压力转移到足跟的正常承重部位时，压疮就开始愈合。当然，不应急于对压疮进行手术治疗。

当患者可能长期卧床时，想要获得理想的治疗效果难度很大。在处理这种情况时，需要有相当的判断力，绝不允许盲目同情患者而忽略对问题的如实评估。通常，最终的结论是不适宜进行手术治疗。

这种情况在多发性硬化症的年轻患者身上表现得最为严重。残酷的是，压疮的形成往往是多发性硬化症患者病情恶化的早期表现，而手术医生也必须反复考虑，手术是否会加速患者病情的恶化。这类患者一般需要皮瓣转移来修复缺损，而为了避免手术后皮瓣受压，都会采用其他体位，这往往导致其他部位压疮的形成。

当决定通过手术来修复缺损区时，可供选择的手术方案只有皮片移植或皮瓣转移，但具体选择哪种手术方案，这取决于压疮所致的缺损性质。深部组织损伤很少或基本没有损伤的皮肤缺损适合进行皮片移植；深部组织损伤明显的缺损更适合皮瓣转移来修复。不同部位缺损可供选择的皮瓣类型与截瘫患者推荐的方案相似。

足跟部的压疮最好让其自然愈合，不管需要多长时间。备选手术方案对于该年龄段的患者而言较难接受。

截瘫患者的压疮

虽然对截瘫患者压疮的讨论仅限于创面重建，但必须强调的是，各种压疮的手术治疗只是截瘫患者整体护理中的一个组成部分，其目的是为压疮部位的最终康复提供有利条件。

截瘫患者的压疮多发生在受压部位，特别是有骨性突出的地方。与非截瘫患者的压疮相比，该类压疮往往具有"冰山"的特点，即深部组织破坏广泛，并伴骨髓炎的形成，严重者可能出现化脓性关节炎。手术治疗包括彻底清创，皮瓣转移覆盖创面，切除病骨，修整骨突起。而后者相对而言更为重要——因为不降低骨性突起的高度，压疮产生的机械压力依然存在，即使创面能被成功修复，后期复发也是必然的。

脊髓损伤的急性期，压疮以骶部和股骨粗隆处多见；急性期过后由于长时间坐于轮椅上，坐骨区又成了压疮的多发部位；此处的压疮往往大而平，深部组织损伤不大；粗隆部和坐骨区的压疮通常开口较小，但深部组织坏死明显形成空腔，空腔基底为骨性隆突。

截瘫患者组织麻醉后的愈合能力极差，稍有刺激就会影响手术后伤口愈合。应避免强行拉拢缝合伤口，止血要更加细致、彻底，积极消除死腔——任何一点失误都会导致整个治疗过程的失败。如果皮肤缺损较小，将坏死组织切除、清创后，直接拉拢缝合即可，但多数情况下需要皮瓣转移修复创面。皮瓣转移形成的继发性缺损，一般需要皮片移植将其覆盖，这在第4章已经进行了讨论，皮片移植不一定在皮瓣转移后即刻进行。截瘫患者皮瓣转移后，其下方绝对不能有血肿形成；继发性缺损创面最好进行皮片延期移植，这样可以确保皮瓣下有足够的负压引流通道，防止血肿导致的皮瓣局部张力增加、感染和坏死，皮片移植可在手术后7～10天择期进行。

骶部压疮

根据溃疡形状选择合适的皮瓣类型。一般情况下，以臀下皱襞为蒂的双侧臀部皮瓣（图8.1）应用较多，这种双侧皮瓣尤其适用于非瘫痪病人的骶部压疮。如果出于溃疡形状和面积原因，无法采用这种皮瓣，则可改用臀部的易位或旋转皮瓣，皮瓣面积偏小时可向上延伸到腰部（图8.2）。皮瓣制作时可将臀大肌包含在

内以提高皮瓣的安全性和有效性；近来，皮瓣设计时将臀大肌以
更规范的方式包含在内（图8.3），将其连同表面皮肤自骶骨附着
处游离并移动，保留臀下神经和血管，向前易位至中线与对侧皮
瓣汇合，修复骶部压疮清创后的缺损，在提供皮肤覆盖创面的同
时增加了骶部的组织厚度和抗压能力。

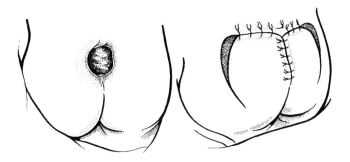

图8.1　双侧臀部旋转皮瓣修复非截瘫患者骶部压疮

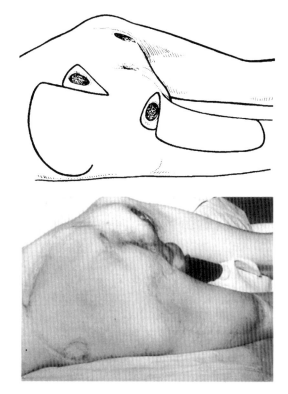

骶部创面采用臀部旋转皮瓣修复，左侧坐骨区缺损采用大腿后易位
皮瓣修复，如图8.5所示。

图8.2　截瘫患者骶部及双侧坐骨区压疮

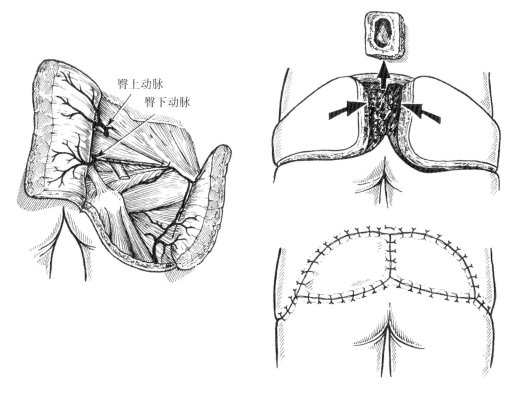

左图为臀大肌肌皮瓣的血管解剖；右图为压疮清创后以臀部双侧推进皮瓣修复示意图。
图8.3　臀大肌肌皮瓣修复骶部缺损

以前述方案使用臀大肌时，有几个需要考虑的情况，其中有些在近期内无法反映出来。一是臀大肌并不是消耗性肌肉，如果皮瓣转移会导致去神经化，就只能用于截瘫患者；前面提及的肌皮瓣是后期逐渐改进形成的，保留了原有的神经支配，因此可用于非截瘫患者。此区域血供丰富，不论是截瘫患者还是非截瘫患者，在分离臀大肌时出血量相对较多。

股骨大转子处压疮

突出的股骨大转子是该处压疮多发的原因所在。早期组织损伤多位于股骨大转子表面的粗隆滑囊，因血液循环障碍，发生坏死，形成潜行腔隙；若仅限于此，不用处理局部骨性突起即可闭合创面。随着病情的发展，股骨粗隆和股骨颈逐渐向坏死腔隙内突出，需要去除股骨粗隆和适量的股骨皮质，使软组织与腔隙贴附并完全闭合。随着病情进展，可出现髋关节化脓性关节炎，一旦出现，除了截肢外，很难治愈。

股骨大转子部位的压疮，其底部损伤比较严重，多数情况下无法进行皮片移植，只能选择皮瓣转移来覆盖创面。临床上多采用易位皮瓣修复此类创面；皮瓣的具体部位和形状取决于溃疡的大小和形状，但前提是，皮瓣转移后的继发缺损不能位于后期的负重部位，并将髂胫束包含在皮瓣内，以阔筋膜张肌肌皮瓣的形式转移，可使皮瓣更为安全（图8.4和图8.7）。

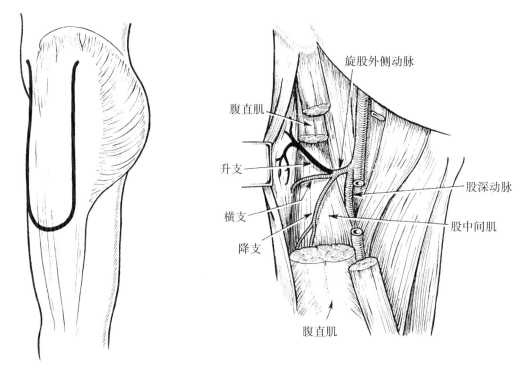

阔筋膜张肌肌皮瓣位于大腿外侧，由旋股外侧动脉的升支供血。

图8.4　阔筋膜张肌肌皮瓣所在位置及其血管解剖

阔筋膜张肌皮瓣

大腿外侧阔筋膜明显增厚形成髂胫束，其上部与臀大肌后部融合，阔筋膜张肌继续向前。髂胫束向远端走行于股外侧肌表面，但两者互不相连。虽然阔筋膜围绕大腿走行，但其增厚形成的髂胫束从髂前上棘垂直下行并止于胫骨外侧髁。

阔筋膜张肌的主要供养血管为旋股外侧动脉的升支，在耻骨结节水平入肌，为上2/3髂胫束提供血液供应。

阔筋膜张肌肌皮瓣位于大腿外侧，蒂在近端，髂胫束为该复合组织瓣的"肌肉"组成部分。皮瓣前缘为经过髂前上棘外侧的垂线，以此为界可避开大腿外侧皮神经；皮瓣后缘为经过股骨大转子的垂线；皮瓣长度取决于缺损区的几何形状，最长可达大腿上2/3与下1/3交界；近端可达耻骨结节水平。由于髂胫束与股外侧肌之间的走行血管稀疏，剥离平面清晰；因此，从技术角度来讲，该瓣制作的难度不大。阔筋膜张肌肌皮瓣通常以易位皮瓣的方式修复股骨大转子和/或坐骨区的皮肤组织缺损。皮瓣转移后形成的继发性缺损行皮片移植覆盖。

坐骨区压疮

压疮深部腔隙为坐骨囊所在层次；但是，随着病情的进展，腔隙逐渐扩大加深，坐骨结节外露，发生慢性骨髓炎。这类压疮的治疗包括降低坐骨结节的高度，并以皮肤软组织将创面覆盖。因为即使坐骨结节没有病变，其依然是压疮发生的主要原因。

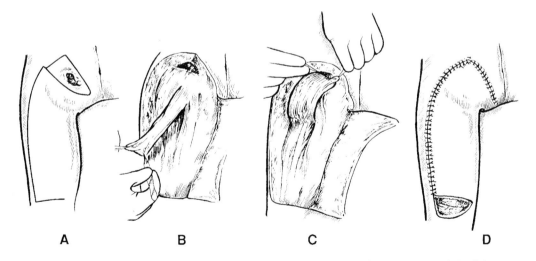

A   **B**   **C**   **D**

去除病变坐骨结节同时降低其高度，压疮部位的潜行腔隙通过将股二头肌远端离断并向上旋转后进行填充。

图8.5 大腿后部易位皮瓣修复坐骨区压疮

皮瓣设计时，嘱患者屈髋、模仿坐立的姿势，确保坐骨结节表面无瘢痕覆盖。大腿后侧皮瓣较为实用，以大腿内侧为蒂，皮瓣边缘顺大腿长轴走行，向上移动覆盖创面（图8.5）。这样设计的优点是皮瓣面积较大，一方面皮瓣血管充裕；另一方面如果压疮复发，还可旋转移位（图8.6）。还有，可同时作为大腿后侧肌群的手术入路，将萎缩的股二头肌远端离断、分离、结扎穿支血管后游离；肌肉掀起后放置于坐骨结节切除后形成的死腔内。

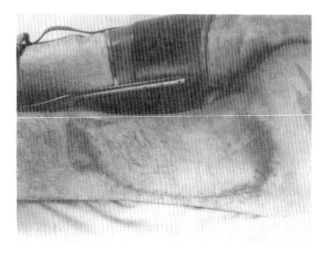

将之前转移的大腿后部皮瓣旋转，修复截瘫患者坐骨区的复发压疮，超出之前皮瓣部分的组织在旋转之前要进行延迟。

图8.6　坐骨区复发压疮的修复

另一备选方案是阔筋膜张肌肌皮瓣。在这种情况下，所需要的皮瓣长度要比修复股骨大转子部位的压疮大得多，大约30 cm或者更长。当股骨粗隆和坐骨区压疮同时存在时，可用一个皮瓣同时修复两处缺损（图8.7）。

切除坐骨结节以彻底消除压力点，并以皮瓣覆盖皮肤缺损区；这一术式的使用似乎是压疮治疗领域的巨大进步。但随着其临床应用的增多，对其效果也有了更为深入的理解，也发现了这一术式的不足之处。对于截瘫患者而言，其主要问题在于原有溃疡复发或新的溃疡形成。而身体质量必须有可供支撑的身体部位，手术只是将压力转移到一个新的区域，后者又有可能形成新的压疮。坐骨结节切除后，股骨粗隆水平压疮形成的风险增加，并向会阴和阴囊方向延伸。这些部位的溃疡处理起来特别棘手，尤其是会阴阴囊部位；加上已经用于修复坐骨区压疮的皮瓣，该部位的手术修复难度很大。

坐骨区压疮的手术治疗，可以采用相对折中的方案，即只切除骨性突出最为明显的部位，而不是将其全部切除。

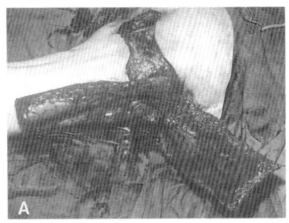

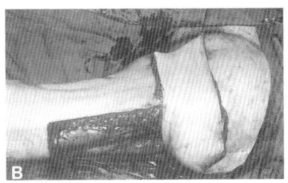

（A）为组织缺损；（B）为皮瓣掀起、转移、缝合前。

图 8.7　阔筋膜张肌肌皮瓣同时覆盖截瘫患者的股骨粗隆和坐骨区压疮

9

肢体创伤

肢体创伤主要涉及皮肤、肌肉和骨骼。如果皮肤没有损伤，感染的风险并不大，但当皮肤的屏障作用破坏时，感染的可能性将大幅增加；当创伤导致骨折发生时，感染所致的后果将更为严重。正是由于这个原因，创面修复必须尽早完成，当然，其他组织损伤的处理也要协调一致地进行，因为每个组织结构都有自己的重要作用，是人体不可或缺的组成部分。

若肢体创伤的关键问题是以皮肤缺损为主，无论是单纯皮肤缺损，还是作为皮肤–骨联合创伤的组成部分，通常以"脱套伤"的形式出现。

脱套伤

脱套伤的最大特征是皮肤从深层组织表面剥离，多由剪切应力所致，例如轮胎"碾压"肢体产生的损伤等（图9.1）。皮肤剥离的平面可能较浅，也可能较深，有时可达深筋膜给养层，形成撕脱皮瓣。或者，虽然皮肤表面完整，但其深部剥离。皮肤剥离的后果是皮肤和浅筋膜的血液灌注缺失；因为到达深筋膜给养层并为浅筋膜和皮肤提供血液供应的穿支血管被撕脱断裂，如第4章所述；同时，剪切应力产生突发的强大拉力破坏了浅筋膜和皮肤组织内的毛细血管网，两者的共同作用导致了剥离皮肤的缺血坏死。根据损伤机制的不同，脱套的部分或全部皮肤也可能伴有不同程度的摩擦性烧伤。

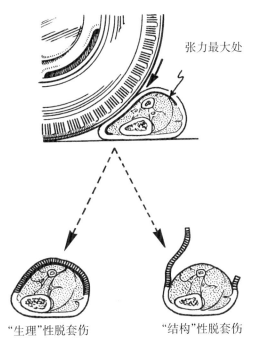

剪切应力产生突发的强大拉力破坏了浅筋膜和皮肤组织内的毛细血管网，两者的共同作用导致了剥离皮肤的缺血坏死。

图9.1　脱套伤的产生机制

这类损伤给人的第一感觉是，皮肤血液循环的受损程度和范围不太严重，但轻压皮肤不会变白，压力解除后肤色同前；另外，皮肤裂口处创缘无血液渗出。以上两点是皮肤血液循环缺失的表现。已被证实丧失了血液供应的皮肤区域，虽然当时其表皮依然存活，但最终都会缺血坏死。

准确判断无血液供应的皮肤区域非常重要；荧光素 15 mg /kg+ 生理盐水 200 mL 缓慢静脉滴注可作为判断皮肤血液供应的辅助措施；紫外线照射下观察，血液供应正常的区域荧光清晰可见，而无血液供应的区域没有荧光产生。但是，这一方法在最需要确定血液供应状态的区域却帮助甚微；因为这些部位的血液供应只有部分损伤，荧光呈斑片状分布，而撕脱皮瓣的边缘部位至少会出现表皮层的缺血坏死，最好将其作为无血液供应的皮肤区域进行处理。

　　这类损伤的处理原则是切除失活的皮肤组织，尽早行皮片移植修复缺损区。患者的全身情况可能更为严重，局部创面的处理可暂缓进行，但必须尽快完成创面评估，切除失活组织。血液灌注是皮肤组织能够存活的有力证据，因此，没有血液灌注的区域，应当将其切除。

　　失活组织切除后并不需要立即进行皮片移植。如果脱套的皮肤组织或其深部暴露区域的活力可疑，可继续观察几日，情况明朗后再行切除更为妥当。尽管如此，短期延迟后进行皮片移植更为可取（图9.2），且尽可能多地覆盖创面缺损区，优先处理四肢曲侧和肌腱暴露部位。

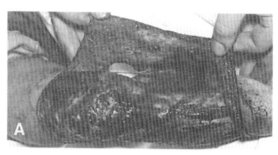

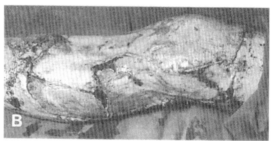

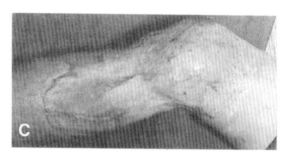

創面大小（A）和伤后第7日外观（B），以及清創、断层皮片移植
后恢复情况（C），功能完好。

图9.2　腿部脱套伤，以断层皮片移植进行修复

　　肌肉损伤也可能存在，肌纤维颜色变暗和挤压时收缩功能缺失是判断指标。失活肌肉组织必须彻底切除才可进行皮片移植，否则，移植皮片无法存活。

　　皮肤组织受伤后，虽然失去了血液供应，但其活性在短时内仍然存在，因此可将这一部分皮肤组织制作成游离皮片，至少可覆盖部分区域的皮肤缺损。如果没有明显损伤，可将皮下脂肪去除后行全厚皮片移植覆盖创面。脱套伤中，皮肤的这种使用方法，其最终效果比从其他部位来源的皮片效果更好。

　　损伤性质和血供情况的准确判断极为重要，这样才不至于任由病情发展，出现组织坏死、自行分离等情况。如果损伤早期没有准确判断，后期出现组织坏死后才明确诊断的，应待坏死界限清晰后及时清创并行皮片移植。

皮肤—骨骼复合伤

　　与皮肤缺损相关的骨折以长骨为主，胫骨骨折发生的概率较大，而尺骨骨折相对较少。在讨论这类损伤的处理之前，对其治疗原则要有清晰的认识，因为损伤的详细处理方案是治疗原则的现实体现。这类复合伤治疗的关键是防止感染，具体措施包括骨折端固定，并以皮肤软组织覆盖，闭合创面。

　　骨折部位的X射线摄片无法反映软组织损伤的真实情况，不是包含所有损伤信息的完整图像。进行骨折部位软组织（肌肉、筋膜和皮肤）的损伤和活性评估时，损伤程度和损伤类型的判断非常重要，因为这涉及能否将其作为覆盖骨折端或裸露骨骼的软组织来源。

　　肌肉损伤的程度差别较大，可能是肌肉完全断裂，也可能只是轻微的损伤，但都会导致肌腹肿胀。尽管如此，肌肉损伤后的恢复非常迅速，损伤后不久便可以肌瓣的形式进行转移，当然这样处理存在一定的风险。

　　皮肤损伤的类型较多，但以合并皮肤和浅筋膜脱套伤时最为严重。单纯脱套伤前面已经做了阐述；但若合并骨折，还须考虑利用脱套伤的皮肤和浅层筋膜，以局部皮瓣的形式修复表面缺损

的可能。在考虑使用这部分皮肤之前，必须有存在血液循环的确
切证据，即使满足了这一条件，也不能说明这类皮瓣绝对安全。

皮肤-骨骼复合伤中不同组织的损伤程度有很大差异，整形外
科医生对病情的判断容易出现偏差。可能只关注较为严重的组织
损伤，且有可能误认为正常；而事实上，不太严重的损伤多由骨
科医生负责处理。尽管如此，临床上应当建立一种和谐、有效的
协作关系：如果骨科医生认为患者在后期的治疗过程中可能需要
整形外科医生的帮助，那么最好是在疾病的急性期邀请整形外科
医生会诊，及早介入患者的诊疗过程。

骨膜的作用

骨膜在骨折处理和提供皮肤覆盖方面起着至关重要的作用。
除了提供有效的防御屏障、预防感染外，大部分骨皮质的血液供
应均通过骨膜到达其表面。这就解释了为什么外伤导致骨膜缺失
时，经常出现骨皮质浅层的缺血坏死和吸收等问题，也解释了在
处理和固定骨折端时，为什么不要过大范围地剥离骨膜或增加已
经损坏的骨膜面积。如果使用钢板和螺钉进行固定，则应在骨膜
上方进行操作——尽管这样做会增加手术的技术难度。骨皮质裸
露的治疗是外科医生经常面对的问题，但不应在手术中剥离骨膜
而增加裸露骨皮质的面积。

骨膜的存在与否对创面重建的术式选择有非常重要的作用，
有骨膜覆盖的皮质骨可行断层皮片移植覆盖；无骨膜覆盖时皮片
移植不能存活。

骨折固定

骨折端的固定由骨科医生负责处理，但在选择手术方案时，
必须确保不与软组织损伤的修复方案相冲突。骨折固定方法的本
质就是牢靠固定，可以采用石膏绷带（开窗或不开窗）固定、钢
板和螺钉内固定、髓内钉固定和外固定架固定等。

用石膏绷带固定时，除非在相应的皮肤缺损表面开窗，否则
没有其他入口可供创面观察或进行相关治疗；而石膏表面开窗可
能影响对骨折端的固定效果，并不可取。如果不想在石膏绷带表

面开窗，软组织缺损的修复方案就只能选择断层皮片移植来实现；而在皮肤损伤较为严重的创面，这一方案显然并不适合。对于不稳定性骨折，即使不开窗，仅用石膏绷带固定也无法获得可靠的固定效果。

钢板螺钉内固定是治疗胫骨闭合性骨折的有效方法，在有皮肤缺损的复合型骨折中，其作用尚不明确。皮肤缺损几乎总是发生在胫骨表面的软组织覆盖区，为了充分显露手术野而增加的手术切口和后续的剥离、暴露等操作，不可避免地扩大了软组织的损伤范围，从皮肤缺血坏死的角度来看，这一部位的皮肤软组织已相对脆弱，任何减少组织血供的操作都是无法承受的。也可以选择将钢板置于胫骨后表面，对骨折端进行固定；但以胫骨后侧为手术入路的内固定术式尚未成熟。

对于粉碎性骨折，这种手术方案不作为首选；即使不是粉碎性骨折，这种方法也有其自身的严重缺陷，即，大幅增加骨骼的暴露面积和软组织的分离范围。

髓内钉固定也存在缺陷。有时会担心，将整个骨髓腔暴露在外、插入髓内钉会导致感染沿着骨髓腔扩散；事实上，髓内钉内固定结合皮瓣转移修复软组织缺损，在临床上取得了较好的效果；因此，这种担心在很大程度上是毫无根据的。从软组织修复的角度来看，该术式的优点是对局部皮肤、肌肉等组织不造成医源性损害，不会对整形外科医生选择恰当的软组织修复方案造成限制。

从软组织修复的角度来看，外固定架不会对创面修复方案的选择造成限制。距离骨折端一定距离处插入固定钉，安置好外固定架后，即可得到稳定、可靠的固定效果，对骨折部位肌肉、软组织不造成大的医源性损伤；使骨折和软组织缺损的修复可相对独立地进行，彼此不受牵制。固定针的插入位点是唯一对创面修复有较大影响的因素；它决定了连接杆的轴线走向；因此，要慎重选择插入位点，确保不会增加整形医生创面修复的技术难度，并可选择最佳的手术方案进行重建。

创面修复

在皮肤-骨骼复合性损伤中，皮肤的损伤程度相差较大，可能较轻（擦伤、挫裂伤等），也可能较重（脱套伤）。

如果皮肤缺损范围较小，但直接缝合有一定张力，可考虑使用"减张切口"；即，通过辅助切口减小张力，使原创伤部位无张力闭合。这一方法在理论上似乎安全可行，但在实践操作中却存在着很大的安全隐患。"减张切口"的本质是形成一个双蒂皮瓣，向创面部位移动后通过张力的减小，使原伤口无张力闭合。但这一方法忽略了一个问题：即使供瓣区软组织没有损伤，双蒂皮瓣也不是非常安全，容易发生缺血坏死。在皮肤-骨骼复合性损伤中使用这一术式更加危险，因为软组织损伤或脱套伤极大地增加了双蒂皮瓣的坏死概率。因此，拟行"减张切口"处若有脱套伤的存在，切勿使用这一方案；即使没有脱套伤，也应慎重使用这一术式。如果创面张力的增加不是因为皮肤缺损，而是组织肿胀或出血导致，使用这一方法可能相对安全、有效。操作时在离创面一定距离处、沿肢体长轴方向取平行于创缘的直线切口，皮瓣下不做潜行剥离。

当皮肤缺损面积更大时，可根据具体情况，酌情选用断层皮片、皮瓣、筋膜皮瓣、肌瓣、肌皮瓣和游离皮瓣进行修复；单独使用或联合使用均可。

尽管现有的重建方案较多，但若原始创面适用断层皮片移植，该方案仍为首选。在确定哪类创面适合皮片移植时，我们已经反复强调了骨膜的重要作用。切除失活组织，固定骨折，保留骨膜；如果可能，缝合裂开的关节囊、闭合关节，或行肌瓣转移覆盖创面——为皮片移植创造良好条件。断层皮片移植的另一优势是，以最小的代价稳定病情，给外科医生足够的喘息空间；即使皮片移植不是最佳的手术方案，待患者病情稳定后再行皮瓣转移将其替换即可。

断层皮片移植可与其他方案联合使用。例如，先用肌瓣覆盖复合伤中的裸露骨面，继之，行断层皮片移植覆盖肌瓣和其他裸露肌肉组织。

易位或旋转方式的皮瓣和筋膜皮瓣在这类急性创面中的应用较少。虽然将深筋膜给养层包含在内可增加皮瓣的安全性，但在皮肤–骨骼复合伤的早期使用中尚未进行客观评估。在考虑使用这类皮瓣之前，确定皮瓣供区的血流状态非常关键，特别是局部有脱套伤存在的情况下尤为重要。通常情况下，缺损的大小、形状，以及周围皮肤的状态等，都限制了这类皮瓣的使用。

交腿皮瓣通过深筋膜给养层的加入而提升了安全性，但对没有这一皮瓣制作经验的外科医生（该瓣在其他情况下的使用，已经越来越少）而言，其风险也是很高。因此，必须慎重选择使用。老年患者因血管硬化和关节僵硬等问题，即便是择期手术中使用交腿皮瓣，也应权衡利弊后选择决定。下肢损伤的急诊患者，使用该瓣时更需慎重考虑。只有临床经验丰富的手术医生方才考虑使用交腿筋膜皮瓣，而其使用范围仅限于外周血管未受损、能够忍受关节固定的年轻患者——由此可见，交腿皮瓣的适应症非常局限。

皮肤–骨骼复合伤的急性期，不宜使用局部筋膜皮瓣；那后期创面修复时，可否使用该瓣进行重建？如果可以，什么时候最为合适？虽然脱套伤的皮肤组织很难恢复正常的血液供给，但后期的缺损重建中有成功应用的报道，说明其血液供应至少有一定程度的恢复。但此类报道没有更大的代表价值，很难让手术医生信服。皮肤表面瘢痕的情况、相对活动度和浅筋膜厚度等，都可作为皮瓣选择的重要依据。

肌瓣和肌皮瓣的使用仅限于膝关节和胫前上1/2缺损。腓肠肌内侧头能够覆盖膝关节内侧和胫骨上1/3区域。

最好选择肌瓣而不是肌肉筋膜瓣的形式转移。即使在后期的缺损重建中，肌瓣+断层皮片移植的重建方式比肌皮瓣转移产生的继发性缺损更有优势，也已得到手术医生的广泛认可。损伤肌肉作为肌瓣进行转移时，其潜在风险已经进行了讨论；同时，有肌肉损伤迹象时，作为皮瓣转移能否耐受亦应慎重考虑。

在具备微血管吻合技术的单位，可用游离皮瓣（筋膜皮瓣、肌瓣和肌皮瓣）处理严重的皮肤–骨骼复合伤。游离皮瓣技术要求较高，但从愈合时间和住院时间等指标来看，结果要更好。作为肌瓣覆盖于损伤的组织表面，依靠其充裕的血液供应，可挽救部分受损组织，避免发展为坏死；即使作为游离复合组织瓣的组成部分，这一优点同样存在。在骨膜缺失、皮质骨持续裸露伴随骨皮质坏死的情况下，其使用价值更大。肌肉还可用于填充粉碎性骨折片去除后形成的骨性缺损，防止死腔的形成。

背阔肌瓣是最为常用的游离肌皮瓣之一。该瓣的血管蒂较长，血管口径较粗，游离移植的技术要求较低。背阔肌可供转移的肌肉面积较大，适宜重建较大面积的组织缺损，若皮瓣转移后形成的继发性缺损较大，可行断层皮片移植将其覆盖。腹直肌瓣的使用也在逐年增加，其适应症与背阔肌瓣相同。背阔肌与腹直肌均以肌瓣+断层皮片移植的转移方式为主，亦可制作成肌皮瓣进行转移。

较小面积的缺损，可以使用前臂桡侧皮瓣、上臂外侧皮瓣或肩胛皮瓣重建。三者的相对优点在第4章中已经进行了讨论。

骨折部位供体血管的选择取决于损伤的部位和血管受累的程度。必须仔细进行检测，以确定血管有无损伤迹象；若有必要，可行静脉移植以与适合的健康血管进行吻合。血管壁损伤即刻，就不同于正常血管的判断标准；7～10天后，出现血管壁水肿、增厚等更为明显的损伤迹象。

肢体其他主要动脉的健康状况也需要仔细评估，以确定用于血管吻合的动脉血管（单独或在其他主要血管的辅助下）在患肢血液供应中的参与程度。其检查结果可能会排除血管端端吻合方式的使用；即使其他血管没有损伤，端侧吻合亦可能是较为理想的选择。第4章已经强调，动脉造影只能提供部分血管信息，必须与手术中探查的结果相结合。

临床管理

骨折复位、固定后，要对周围软组织损伤情况进行准确评估；初步切除损伤严重、无法修复的皮肤、软组织、筋膜和肌肉。皮肤存活的判断标准前面已有提及；彻底切除损伤的筋膜组织后，行断层皮片移植，覆盖裸露的肌肉表面。损伤筋膜组织切除后对肌肉损伤引起的肿胀有一定的减压作用。除了血管和神经外，在整个治疗过程唯一应该进行保守治疗的是骨膜，这与前面强调的相同。即使在损伤的早期阶段，对某些需要进行重建的地方，也要有一个大体的构想。即使可以进行皮片移植，也不一定即刻施行手术；"再看一眼"后决定手术方案，有很多可圈可点之处。观察2~3日后，早期损伤不是很严重的组织，坏死界限会变得相对清晰；这时再次清创，可彻底去除失活组织，确定组织缺损重建的详细方案。皮片移植适当延期后进行，其最终的愈合时间实际上可能会缩短，移植皮片的成活率可能为100%，而不是散在的斑块状成活，仍然需后续清洁换药等治疗，方可完全覆盖创面。

软组织创面的修复方式很大程度上取决于受伤的部位、骨骼的状态和伤口表面情况等多个方面。与骨折的类型，是否为粉碎性骨折，以及游离骨片能否存活等关系更为密切；这类复合伤的常见部位是胫骨下半部分；如果需要重建的组织结构不仅仅是皮肤组织，游离皮瓣可能为最理想的替代方案，而组织缺损越深，游离皮瓣的肌肉成分就越有价值。以此为基点，决定是否采用背阔肌瓣或腹直肌瓣进行修复。

对于游离皮瓣进行创面重建的时机选择，目前仍存在争议——应该在损伤急性期完成，还是延迟几天后进行。推崇急性期进行游离皮瓣重建的倡导者往往是热衷于这种修复方法的手术医生；但对大多数整形外科医生来说，这种严重的复合伤比较少见；而且"急性"游离皮瓣转移进行创面重建的最终效果，经验不足的手术者不一定能够对其进行复制，对其而言，更应小心谨慎。可以肯定的是，如果决定即刻或延迟进行游离皮瓣转移修复创面，前期的清创工作要比平常更为彻底，以确保没有失活组织残留、成为潜在的感染来源。

这类损伤的治疗过程中，有时会随着病情的变化，对受损小腿和足部能否挽救成功而产生怀疑。问题的关键不是能否成功挽救肢体，而是最终能否得到一个有用的功能性肢体。成功挽救了严重损伤的下肢，好长时间以后仍然觉得成就感满满，这是非常令人满意的。然而，钟摆摆动的时间可能比预期的还要长远，与此类科技进步一样，永远不可能有效工作的肢体也可能会被保留下来；这是对技术的狂热追求，超越了其现实需求的表现。从长远来看，最有可能造成严重后果的损伤是脚部负重区域的感觉缺损。其他情况下的经验表明，这样的脚并没有良好的功能。剥夺病人保持下肢完整的权利是错误的；但也应该认识到，竭力挽救患肢而不顾功能的有无，并没有多大的现实意义。随着假体制造工艺的进步，膝下截肢后佩戴肢具仍可正常生活，不一定成为严重残疾；手术医生需要从最终的功能状态和住院总时间两个方面比较备选方案的优劣。在急性期，如果没有建议患者做出截肢的决定，但确实存在需要截肢的必要，应尽早、如实地告诉病人；如果必须做出决定，就不应拖延。随着时间的推移，病人可能会变得越来越不现实，在虚无缥缈的奢望中无法自拔，不愿面对截肢的现实。

　　胫骨骨折伴皮肤缺损的治疗中，常被忽视的另一个问题是踝、足部损伤的处理。在没有采取积极措施防止其发生的情况下，经常看到脚趾呈爪形，并伴一定程度的足下垂。随着病情进展，越来越难以矫正，如果不予以处理，即使在骨折愈合和软组织缺损重建后，患者仍然无法正常行走。

骨髓炎和骨折端感染

　　由整形外科医生协助处理的骨髓炎及其相关问题几乎总以胫骨的感染为主。其病理表现通常为慢性骨髓炎的周期性发作，以陈旧的骨折端感染或慢性骨髓炎迁延不愈多见，后者现在不太常见，因为初次发病后一般都能得到有效控制；死骨的形成也可能是常见的原因之一。这一问题的发生与骨骼表面皮肤和/或骨骼本身有关。

　　骨髓炎多发于胫骨的原因主要有以下几个方面。胫骨为长骨，骨折发生的频率最高；位置相对表浅，而前内侧仅有皮肤软组织覆盖，其面积比任何一块骨骼的浅表面积都要大。不太明显但同样重要的是，胫骨总面积的很小区域有肌肉附着。其他长骨表面有大范围的肌肉附着，这使其与皮肤表面相距较远，在很大程度上解决了骨折手术后有效皮肤覆盖的问题。在这一方面，它们与只有皮下组织覆盖的胫骨出现的问题形成了鲜明对比，特别是损伤包含皮肤缺损，或该区域的皮肤深面在之前的手术中放置了内固定装置时，处理极为棘手。

骨骼表面附着的肌肉也是其附着部位骨皮质的重要血供来源。胫骨下端1/2（也就是胫骨最容易骨折的部分）几乎没有肌肉附着，其血液供应主要依赖它的营养动脉。在粉碎性骨折中，X射线片上见到的有些游离骨片，不能依靠附着的肌肉提供血液供应，增加了形成死骨的可能。

问题产生的原因清楚之后，其解决思路也就逐渐成形。在临床层面上，医生重点关注的是，怎样置换胫骨表面的瘢痕和与深部结构粘连的皮肤组织。伴慢性骨髓炎周期性发作时，局部骨骼会有血管缺失、硬化的表现；此时的治疗目标就是为皮下组织提供稳定的皮肤覆盖，尽可能为硬化骨质提供更多的血液供应，填充骨骼缺损（可能是骨科医生操作造成的，如进行死骨切除或去除硬化骨质等）。

在急性皮肤-骨骼复合伤的处理中，用自带血供的肌肉组织覆盖缺损、填充骨性间隙时，发现肌瓣可以挽救受损组织，减少组织坏死的发生；在其后期并发症处理中，同样有效。

至于是用筋膜皮瓣还是肌皮瓣来替换软组织，取决于创面局部情况；但不论选择哪种，组织瓣的面积要大，并有足够的储备量以应对后期的骨源性感染。慢性骨髓炎相关问题的具体处理时间以及皮瓣转移的时机问题，须与骨科医生进行详细讨论；但一般情况下，骨性病变的处理，只有在皮瓣能将其立即、完全覆盖时方可进行。

常见的胫骨前瘢痕，一般需要使用远位游离皮瓣进行修复；而时间限制、病人舒适度和使用的便捷性等都是选择游离皮瓣的主要原因。采取哪种组织移植取决于局部创面的具体情况：如果只需进行皮肤软组织重建，筋膜皮瓣就足够了；如果同时进行骨骼相关的手术，特别是手术完成后可能出现死腔，或者需要对硬化骨、死骨进行处理时，肌瓣或其他包含肌肉的组织瓣则是较好的选择，不但可有效增加局部的血液供应，还能通过填塞腔隙消除死腔。

在这种情况下，若想安全使用游离皮瓣，需要尽可能多地知道原始损伤引起的主要血管的相关变化。关于使用已经受损的血管和使用端侧吻合而不是端端吻合的注意事项，已经在急性皮肤-骨骼复合伤的相关内容中进行了讨论。

肌腱和神经损伤

神经和/或肌腱损伤伴大面积皮肤缺损时，需要对其进行修复或重建；而这部分组织缺损需要皮肤软组织进行重建。

为确保肌腱的正常功能，或神经轴突的再生，创面重建材料必须包含皮下组织和皮肤两种组织成分，也就意味着这类缺损的重建必须选择皮瓣转移来完成。

使用皮瓣进行皮肤缺损重建时，同时进行肌腱和/或神经重建在理论上是可行的，但这取决于手术医生的临床经验。决定是否采用这一方案时，需要考虑的因素包括组织损伤程度、伤口有无污染、是否允许充分的初次清创、首次修复失败对最终功能的影响、肌腱/神经修复后采用的特殊体位是否会影响最佳创面修复方案的使用等。比较谨慎的做法是，先用皮瓣修复皮肤缺损，肌腱/神经二次手术重建。

如果皮肤缺损区由断层皮片移植重建，肌腱/神经的修复必须在用皮瓣转移、替换前期的移植皮片时进行。这时，除了不用考虑组织损伤和创面有无污染之外，其他因素与急性期基本相同。一期重建：手术前有机会进行整体规划，同时进行肌腱/神经修复可能是比较合理的方法；二期重建：待皮瓣转移完成且完全成活后，再进行肌腱/神经重建相对更为安全。

有时，由于疾病或先前损伤的原因，必须替换之前的移植皮片，以便进行骨、关节或肌腱手术；这时就需要进行皮瓣转移，而手术前需要考虑的因素，与皮肤-肌腱/神经复合伤的相同。

足底缺损

足底皮肤分为负重区和非负重区。足底3点负重，分别为足跟、跖骨头连线相对的皮肤带以及足跟与第5跖骨头连线相对应的皮肤带。辅助负重区是脚趾趾腹部，其中第一趾腹最大。静止状态下，足跟部承受着身体的大部分质量；随着活动强度的增加，体重逐渐向跖骨头和脚趾（尤其是第一趾）腹部的皮面转移。

负重区与非负重区表面的皮肤存在差异。前者皮肤角化程度高，而且随着负重量的不同，其角化程度存在差异；非负重区皮肤柔软，角化程度比其他部位的皮肤略高。足跟部的角化层比其他部位更厚。习惯赤脚行走者，其足底负重区的角化程度比习惯穿鞋的人要高得多。

其他对功能需求的适应性变化是将皮肤向深部牵拉的粗大纤维，其作用是对抗负重皮肤承受的剪切应力。

足部缺损重建的文献报道，普遍没有对现有重建技术的长期效果进行评价，也没有将缺损所在部位划分为负重区或非负重区。也有个别文献对修复效果做了比较客观的评价，认为负重区缺损重建的最终成功，只能通过患者刻意改变姿势或鞋的类型，将重建区域转换成几乎不负重的状态来实现。

由于足跟部结构的特殊性、表皮角化程度高和纤维隔粗大且固定牢靠（以对抗剪切应力），以及通过现有技术无法将其复制的事实，重建后的组织结构无法达到理想状态就不足为奇了。尽管如此，手术前必须向患者交代清楚以上内容。

临床工作中遇到的足底部缺损，在部位、范围和深度上均不相同，导致最终的修复效果亦有不同；而微血管的循环状态和吸烟与否，也可能是其相关因素，吸烟患者手术前一段时间必须戒烟，否则不能进行手术。

缺损位于非承重区时，重建方案取决于创面是否可行皮片移植。如果缺损面积较小，全厚皮片移植有一定的优势；因为，其感觉功能的恢复程度要比断层皮片更好。当缺损面积更大时，就必须进行断层皮片移植。这类创面在皮片移植后经常出现的问题是，创缘与皮片连接处形成痂皮和裂缝，而且没有很好的预防措施防止其发生。

如果创面不适合进行皮片移植，则需根据缺损的范围和部位选择皮瓣的类型。局限于非负重区的缺损通常较小，可选用局部皮瓣修复；因供瓣区通常形成继发性缺损，所以，皮瓣设计时要避开负重区。足背和足内侧缘向足背的过渡区是较为理想的供瓣区域。较大的缺损需要使用远位皮瓣修复，其远期效果取决于缺损所在的位置，即非负重区或负重区。

缺损位于负重区时，创面重建面临的问题更为复杂，并且在很大程度上取决于缺损的面积。小面积缺损可行皮片移植修复，以全厚皮片为佳，其优点是感觉恢复程度更高。全厚皮片在传统负重区域也可充分发挥其作用；因为相对于缺损深度，其厚度相对较薄，皮片成活后的平面略低于周围组织，所以，身体质量由周围的正常皮肤承担；其缺点是，创缘与皮片连接处的痂皮需要定期处理。

大面积缺损一般都源自脱套伤，撕脱平面一般位于足骨表面，创基几乎没有软组织残留，特别是跟骨表面更是如此。即使用皮瓣重建创面，且有一定程度的感觉功能，这类伤口也不太可能永远保持愈合状态；除非病人根据皮瓣的负重能力对其生活方式作适应性调整，或者将患足的负重姿势做一定程度的改变，避免足跟长时间负重。一般很少有病人利用软组织重建后的足跟正常行走，而多以足底前方（跖骨头负重区）负重为主。

在这类损伤的初步评估中，除负重区外，考虑将患足截除也很正常；但从患者角度来看又有点离谱，即使同其进行沟通，也很可能会被直接拒绝，这是可以理解的。尽管如此，我们在临床工作中也发现，患者重建部位经历了反复破溃后，终于发现截肢是唯一解决这一问题的方案，也逐渐可以接受截肢的建议。与严重脱套伤的患者（尤其是足跟）讨论患足的预期康复状态，及对康复后的功能性问题时，应将截肢作为备选方案向患者提及，并做相应的解释工作。

10

肿瘤

乳腺癌

乳房重建的术式选择因乳腺切除方式的不同而异。从单纯乳腺切除到根治性乳腺切除再到乳腺扩大切除术，切除后的遗留创面需要皮片移植修复的越来越少，而需要手术后乳房重建的越来越多。乳房重建首选背阔肌肌皮瓣，以替代切除后的乳腺组织（第4章）；必要时根据对侧乳房的大小，配合硅胶假体对其容量加以补充。近年来，腹直肌肌皮瓣（第4章）的使用逐渐增加，该式式对下腹部皮肤松弛的患者尤为适用，是将"腹壁整形术"中通常遗弃的皮肤组织以肌皮瓣形式转移，用于乳腺切除术后的乳房重建。由于腹壁脂肪容积较大，使用该瓣进行的乳房重建，无须再次植入假体增容。

软组织扩张技术（第5章）也被应用于乳腺切除术后的乳房重建；通过该术式获得的有效空间，用于植入乳房硅胶假体，进行患侧乳房增容。乳房硅胶假体的使用也会带来很多问题；其中，以包膜挛缩最为棘手。通过这种术式重建的乳房，其外观很少能与正常乳房匹配。

乳房重建应该在乳腺切除术后即刻进行，还是适度延迟，二期重建？这是一直存在且目前仍然没有完全明确的问题。从整形外科医生的角度来看，进行二期重建比较稳妥；因为，此时患者对乳腺切除术后的外观已经了然于心，有进行乳房再造的期望，即使重建后的乳房与健侧存在明显差距，但亦有一定程度的改善；对患者而言，也就更加容易接受。利用软组织扩张技术进行乳房重建时，需待手术区切口愈合后进行，因此不适合在乳腺切除术后即刻使用。

皮肤肿瘤

除了头、颈部肿瘤外，皮肤恶性肿瘤切除术后的创面重建可能相对简单；此时，手术后的美容效果不是重点考虑的问题；因此，通常采用断层皮片移植修复创面，防止皮瓣转移对肿瘤局部复发的掩盖，方便对手术区的观察。皮瓣转移仅用于不宜进行皮片移植的特殊情况，如骨膜缺损、皮质骨外露或肌膜缺损、肌腱外露等。皮瓣转移重建创面的确存在其自身优势，但必须充分考虑病灶切除的彻底程度，特别是切除深度；因为这一位置的复发肿瘤，最容易被厚实的皮瓣组织掩盖。

就疾病治疗而言，断层皮片移植是皮肤肿瘤切除后创面重建的标准方案；但并不意味着每一位患者都能欣然接受。有些患者非常在意皮片移植后的外观改变，尤其是下肢皮肤缺损的女性患者，这种担忧更为明显，其产生原因主要是深筋膜层及其表面软组织切除后产生的组织缺损，仅用相对菲薄的断层皮片覆盖后形成的凹陷畸形。手术医生可能会认为，即便皮片移植有遗留较深凹陷畸形的缺点，但相较于可对肿瘤复发进行早期识别的优点，其不足之处完全可以接受；这时必须综合考虑肿瘤的类型和扩散方式以及患者的意愿等因素，权衡利弊，慎重选择重建方案。

恶性黑色素瘤的处理更为复杂。在肿瘤切除的缺损重建中，以小腿为例，建议使用游离皮瓣；当 Breslow 值较小时，多趋向于保守地进行扩大切除。由于黑色素瘤局部复发提示着肿瘤预后不良；因此，以上两种方案都不是最佳选择。应该将病情及手术方案对愈后可能产生的影响充分告知患者，充分沟通后决定手术方式。

头颈部肿瘤

本章的重点是头、颈部皮肤肿瘤切除后软组织缺损的重建技术；需要强调的是，尽管这些手术方案是以皮肤肿瘤为背景进行讲述，但在其他原因引起的类似缺损重建中，同样适用。此外，为了避免重复，对文本和图文说明都进行了相应的处理，以便对重建方案、注意事项、适应症和局限性以及创面重建涉及的操作技巧进行详细的说明，使读者能够更为全面、细致地理解所述内容。

头、颈部皮肤肿瘤切除后创面的重建方案由多种因素决定，但主要取决于病灶的病理性质和缺损周围的组织结构，亦需考虑重建后的美容效果。对上述内容的深入探讨，就超出了本书的涵盖范围；但如果要有效地使用恰当的手术方案，对这些部位的软组织缺损进行重建，仍然需要对相关的原则性问题做一定程度的讨论。

病灶切除后直接拉拢缝合是最简单、最理想的处理方案；但当缺损面积较大无法直接拉拢缝合时，就必须选择断层皮片移植或皮瓣转移进行重建。重建方案的选择须在确保最佳治疗效果的同时，尽可能兼顾创面最终的美学需求；特殊情况下，手术医生必须确定两者的优先顺序。

组织病理方面

肿瘤的类型、生长速度和浸润方式可能对肿瘤切除的彻底程度有一定影响；而手术切除的彻底程度是选择皮片移植或皮瓣转移修复组织缺损的重要依据。两种手术方案对切口边缘复发病灶早期诊断的对比研究发现，皮片与皮瓣间组织厚度的差异并不是很重要，因为边缘部位肿瘤的复发在两种手术方案中可能有相同的进展速度。病灶底部切除得干净与否，是选择不同厚度组织修复的决定因素，因为相对于菲薄的移植皮片，组织厚度较大的皮瓣必然对深部病灶的观察有一定的遮挡作用，不利于底部病灶复发的早期识别。

评估病灶底部切除的彻底程度时，是否存在可用的"肿瘤屏障"，也是决定能否使用皮瓣修复的重要依据。软骨以及小范围内的骨骼都是阻止肿瘤扩散的有效屏障，作为病灶整体切除的组成部分，切除软骨/骨骼，意味着将可能切除干净转化为肯定切除干净；从美学角度考虑，首选皮瓣，若病理检测恶性程度不高，就可以使用皮瓣修复。

肿瘤周围的皮肤状态也非常重要。肿瘤既可以发生在外观正常的皮肤，也可以在肿瘤易发的弥漫性发育不良的皮肤发生，最常见于日光损伤部位；接受器官移植的患者发生皮肤肿瘤的概率也越来越高，这类皮肤不太适合制作成局部皮瓣修复创面；因为，其基本处于恶变前期，从病理角度来看不宜选择；已经萎缩的皮肤，从技术角度来说，不是理想的皮瓣供区。

肿瘤的浸润特征（向周围浅表部位扩大或向深部浸润）对创面重建术式的选择也有一定影响。局部基底细胞癌向四周浅表部位扩散；而鳞状细胞癌除了向四周扩散外，还向深部扩散。日光损伤部位产生的肿瘤通常生长缓慢，除了病程较长的病例，大多都局限于皮肤浅层。

临床层面判断肿瘤切除是否彻底时，手术医生的临床经验非常重要，尤其是判断不同类型肿瘤切除是否彻底的准确性，以及对肿瘤屏障的使用等。另外，如果肿瘤局部复发，是否会对患者形成更加致命的威胁，取决于病变所在的解剖部位，以及前期放疗是否改变了肿瘤的生长和浸润模式。

肿瘤切除对外观的影响

除了个别区域来源的皮片，在修复与其组织结构匹配部位的缺损时，可取得比较令人满意的效果外，局部皮瓣修复软组织缺损的外观效果更为理想。尽管如此，选择局部皮瓣修复创面时，必须考虑肿瘤的病理类型，将两者适度平衡后做出选择，是检验临床经验的试金石。经验不足的手术医生更趋向于皮片移植；但随着临床经验的增加和判断水平的提高，大多数医生越来越多地倾向于选择皮瓣进行组织修复。

当肿瘤的病理检测结果与患者对手术后的外观要求相矛盾时，

例如怀疑病灶底部切除不彻底，但病变位于颜面等暴露部位，对手术后外观要求较高，可采用相对折中的办法：与患者充分沟通后，先行皮片移植作为临时性措施修复创面，观察12～18个月，若创面局部没有复发，确定切除干净后再行皮瓣转移，替换之前的移植皮片。

某些特殊部位的缺损，在组织缺损重建之前可先使用假体作为临时替代。此外，对患者年龄和缺损重建的复杂性综合考虑，并将其可能的最终效果与佩戴假体的外观进行比较，就有可能选择后者作为永久的"重建"方案。耳郭缺损时前述方法的使用频率最高（图10.1）；其次是外鼻缺损，临床亦有应用。

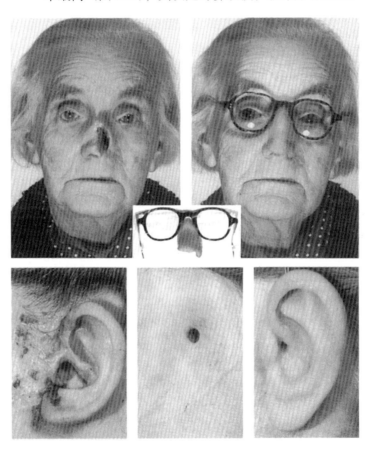

以上两种情况下，假体作为永久的"重建"措施进行使用。根据患者年龄和一般情况，排除了使用患者自身组织进行外鼻重建的可能。耳前基底细胞癌切除后导致耳郭及外耳道部分缺损，外耳道皮肤缺损用断层皮片移植覆盖。

图10.1　外鼻、耳郭切除后相应假体的使用

从便利性和美学角度来看，局部皮瓣优于远位皮瓣。远位皮瓣的肤色和肤质与缺损区都存在一定的差距，随着时间的推移可能会有一定程度的改善，但亦无法与局部皮瓣媲美。若缺损面积过大，局部皮瓣不能满足修复的需求，选择远位皮瓣进行重建。

远位皮瓣可以带蒂或游离转移，而具体选择哪一种转移方式，取决于手术医生的临床经验和可用的手术设备。对于只能使用带蒂皮瓣的外科医生来说，"华尔兹"式转移的胸三角皮瓣最为适用，但它最远只能转移至颧弓水平，这在一定程度上限制了它的使用。如果手术医生能够开展游离皮瓣手术，适合胸三角皮瓣覆盖的区域，仍然推荐使用其进行缺损重建。

有些偶发情况可能会导致手术方案偏离一般的治疗原则，例如：

1.如果病灶切除后出现腮瘘，最好选择合适的皮瓣同期完成修复。病人，特别是年老患者通常无法耐受这种长期的腮瘘。面颊或嘴唇全层切除后，只需要观察切口边缘有无复发即可。

2.在肿瘤底部无法彻底切除的部位，使用皮瓣重建创面后再行放射治疗就相对简单、有效。

重建技术

能否通过直接拉拢缝合闭合肿瘤手术后的继发性缺损，取决于局部皮肤的松弛程度。这和皱纹的出现相似，随年龄的增大，越来越明显。前面已经提及（第1章），皱纹的走行方向与其深面表情肌纤维垂直，以口周、眼周和前额部最为明显；唇部形成垂直方向的条纹（木偶纹）、鼻唇沟、眉间纹、外眦外侧放射状的鱼尾纹和额纹。皱纹出现的先后顺序及其明显程度，因个体喜好的表情动作而存在差异。有些成年人可能没有皱纹或皱纹相对较浅，其原因可能是面部较为圆润。这样的患者，其皮肤相对紧致，可用于创面修复的供区面积不大。

皱纹走行方向两侧的皮肤相对松弛，梭形切口线应沿着或平行于皱纹方向设计，以获得最佳的外观效果（图10.2）。

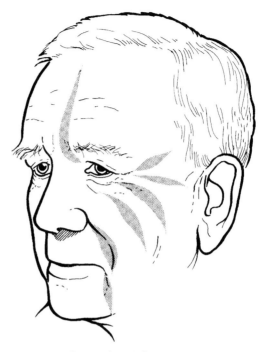

切口设计时须沿面部皱纹走行方向。

图10.2　面部不同部位的切口

　　额部切口方向的选择有所不同。额部皱纹大多水平走行，但此处切开、缝合时，首先考虑的问题是保持眉毛的对称性。额肌-帽状腱膜复合体的解剖结构决定了额部上方固定而下方可动；这意味着水平方向的梭形切口直接拉拢缝合后，极易抬高患侧眉毛，造成双侧不对称。因此，如果切除范围不是很窄，建议将切口设计为垂直方向更为妥当。临床观察发现，如果额部两侧的皱纹相似，最终瘢痕通常不是很明显。

　　局部皮瓣设计时要对成年人面部皮肤的松弛区域有充分的了解，方可对其有效利用。其他部分供瓣区形成的继发性缺损多以断层皮片移植覆盖；但在面部，皮瓣设计时须将继发性缺损留在皮肤松弛部位，以便直接拉拢缝合。

　　面部相对松弛的区域为下颌缘区、鼻唇沟区、颞部和眉间区等（图10.3）。不同个体的皮肤松弛程度不同，但皮肤松弛方向均与皱纹走向一致。在直接拉拢缝合部分中已经讲过，面部没有皱纹的患者皮肤相对紧致，可供皮瓣转移使用的皮量很少，不适合行局部皮瓣转移。

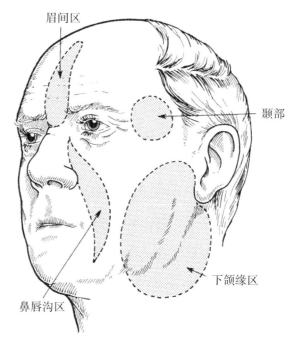

眉间区

颞部

下颌缘区

鼻唇沟区

图示眉间区、鼻唇沟区、颞部和下颌缘区的供瓣区域。

图10.3　局部皮瓣常用的供瓣区

　　前面已经讲了很多局部皮瓣的相关内容，具体使用中，每个外科医生都有自己的偏好；但最有用、最常用的是那些能够满足常规治疗需求同时能有效利用面部松弛区域的皮瓣。作为皮瓣转移可行性评估和皮瓣设计的组成部分，确定利用哪部分松弛区域作为供瓣区，以及该部分区域是否可用是至关重要的。如果没有这样的区域，皮瓣的使用就不一定是最佳方案。

　　头、颈部皮瓣有其自身的特点：血液供应充裕（图4.2），一定程度上不受局部皮瓣设计总体理念的约束（如皮瓣长宽比例限制等），这在其他部位是绝对不可能的。颧弓以下部位的血液供给多来自丰富的真皮和真皮下血管网；颧弓以上皮肤的血供，源自皮肤和表浅肌腱膜系统之间水平走行的毛细血管网；该血管网与深部血管没有直接关联，由周围血管到达该区域的分支组成。因此，头部皮瓣延迟时，底部不需要剥离；头皮和前额部无明显轴向血管供血的局部皮瓣，似乎与轴型皮瓣在设计、转移过程相同。

面部皮瓣掀起的标准平面是真皮下、面部肌肉的表面；颈部，深至颈阔肌，并尽可能多地包含浅表静脉系统；前额部，深达额肌；头皮部，深及帽状腱膜。

较小的面部皮瓣，在尽可能将其厚度制作成与拟修复区相当的同时，也要保证有充足的血液供应，当然，最理想的情况是：增加皮瓣的厚度，使其整体平面与蒂部相同，且位于上述面部皮瓣的标准制作平面。

面部和头皮皮瓣的血供丰富，如果将皮瓣桥段做成皮管，在技术上存在困难，可以将其暴露而不用担心感染的风险。从皮瓣转移至断蒂的2周时间内，皮瓣桥段通过表面的纤维组织收缩和边缘上皮化将裸露部分自行闭合，形成类似于皮管的结构。如果皮瓣桥段在断蒂后去除，就不用特殊处理；但如果要将其归位，则需完全切除表面的纤维组织和边缘的上皮化部分。即便如此，此时的皮瓣通常要比当初制作时略窄，供区边缘可能需要潜行剥离方可缝合。

皮瓣蒂部离断后，直接转移覆盖拟修复区，一般不会发生缺血、坏死（图4.22），这和普通皮瓣类似；如果必要，可将其边缘略做修薄，平整地插入缺损区。

颊部和下颌下区域

此处的皮肤缺损，一般是皮肤自身的肿瘤或深层组织（如腮腺）来源的肿瘤累及皮肤行手术切除的继发创面；缺损的部位和面积变化较大。颊部全层缺损（多由颊黏膜肿瘤手术后形成）重建，不在本书讨论的范围之内。

鼻唇沟颊侧的组织缺损，如果面积较大、无法直接缝合，可使用旋转皮瓣进行修复。如果缺损的位置和形状符合皮瓣修复要求，通常以远端为蒂进行旋转（图10.4）方可取得较好的修复效果。如果缺损位置偏高，也可将皮瓣蒂部设计在近端（图10.5），此法虽然使用频率不高，但也能产生同样的修复效果。游离皮瓣或胸三角皮瓣可有效重建腮腺区和下颌下区的组织缺损，后者有时可达颧弓水平（图4.34）。皮瓣转移早期，表面肤色相对较白，与面部皮肤色差较大；随着时间的推移，皮肤略显皱缩后色泽逐渐改善。

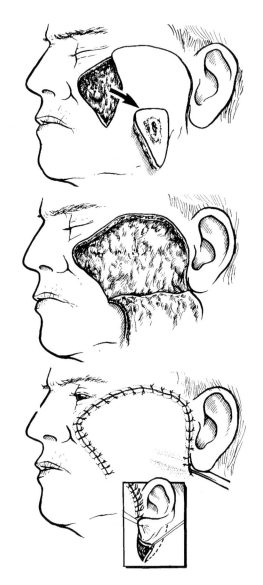

　　皮瓣转移后在耳垂附近形成的多余皮肤，用图4.32所示的方法进行处理，瘢痕隐藏在耳后皱褶中。

　　皮瓣设计时，其前缘要比缺损区略长，且经过缺损区时皮瓣曲线要向上走行；这两点都是为了避免皮瓣转移后形成下睑外翻。

图10.4　下蒂旋转皮瓣修复颊部基底细胞癌切除后的继发性缺损

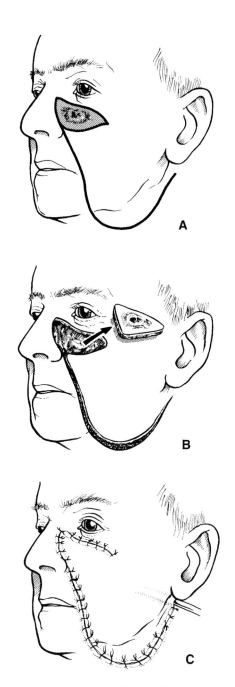

由于面部皮肤普遍松弛，皮瓣无须逆切即可完成转移，切口设计：沿鼻唇沟向下走行，经口角外侧和下颌缘，向后止于下颌咬肌区，形成相对模糊的旋转点，如图4.30所示。皮瓣边缘顺皮肤皱褶走行，可使瘢痕更为隐蔽。鼻和颊部之间的连线作为切口的组成部分，切口向上越过内眦连线水平，并将鼻部皮肤固定于骨膜表面以对抗重力，防止皮瓣下垂引起睑外翻。

图10.5　上蒂旋转皮瓣重建基底细胞癌切除后的颊部缺损

前额、颞部和头皮

前额、颞部和头皮的皮肤软组织，在解剖结构上有一定的差异；因此，以上部位的病灶切除和缺损重建有所不同。头皮的皮肤、浅筋膜和帽状腱膜连接紧密，通常将其视作一个单独的组织结构。在切除和重建时，帽状腱膜和骨膜间的疏松组织是病灶切除、缺损重建的手术平面。帽状腱膜层以上的皮肤肿瘤，不论深浅，均在该手术平面进行切除；头部皮瓣也是沿着这一层次掀起制作的。

颞部，颞肌位于帽状腱膜和颅骨之间，表面有颞筋膜覆盖，帽状腱膜在此处相对较薄，手术平面位于帽状腱膜和颞筋膜之间。

前额，此处帽状腱膜消失，额肌位于该处；额肌浅、深两层均可作为额部皮瓣制作的外科平面。额肌浅层没有自然存在的外科平面，须用手术刀锐性剥离产生；这一方法仅适用于较小的局部皮瓣。

皮瓣在手术平面掀起后，供瓣区形成的继发性缺损不论是颅骨膜或是筋膜，都可通过皮片移植将其覆盖。

制定这些部位的重建方案时，需要考虑的一个重要因素是，不要将毛发生长区和无毛发生长处混合利用，要将两者都保持在合适的位置。更重要的是，要充分考虑秃发的类型，不论是已经存在的，还是将来可能形成的。

前额缺损可能是局部肿瘤切除后形成的原发缺损，也可能是皮瓣转移后产生的继发性缺损。但两者的处理方案取决于缺损区的宽度。如果能够直接拉拢缝合，最好将切口长轴垂直放置，并对齐两侧皱纹线。当缺损面积较大、不能直接拉拢缝合时，通常进行断层皮片移植修复创面；若患者对局部外观要求较高，可使用皮肤软组织扩张（第5章）技术，替换前期的移植皮片。

颞部是皮肤肿瘤的多发部位，此处创面的重建，需维持发际线和眉毛的位置以及两者间的距离不变。而菱形皮瓣（图10.6）转移较为有效地解决了上述问题。于病灶周围皮肤表面设计一菱形图案，其短对角线长度与各边的长度相等，如同两个等边三角形共用一边且并排放置；将短对角线延长相等的距离，并以该延长线末端为起点，画出与菱形图案其中一边平行的逆切线。切除包含病灶在内的菱形皮肤组织，掀起由对角线的延长线和逆切线组成的菱形皮瓣，转移覆盖缺损区。供瓣区的继发缺损直接拉拢缝合。

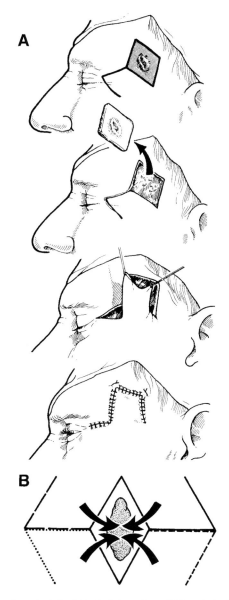

这一方案可保持眉毛和发际线的相对位置固定不变，供瓣区继发缺损缝合后，瘢痕位于切口选择线上，较为隐蔽。皮瓣转移步骤如图（A）所示。理论上，可用于重建菱形缺损的潜在皮瓣有四个（B）。实际操作中选择哪个皮瓣，取决于切口的隐蔽性和局部皮肤的松弛程度，后者决定了供瓣区继发性缺损是否可以直接拉拢缝合。

图 10.6　菱形皮瓣重建颞部缺损

虽然缺损和皮瓣的大小、形状都是已知的，但在具体设计中可能会有不同程度的调整，即四个潜在皮瓣中应该选择哪一个，以及病灶周边菱形图案的长轴方向怎么确定等。根据外眦外侧皱纹形态，充分动员颞部松弛区的皮肤组织，使供瓣区继发性缺损能够直接拉拢缝合；菱形皮瓣转移覆盖缺损区后，眉毛、发际线的相对距离和位置即可保持不变。

头皮缺损的重建主要取决于其物理特性，即柔韧性和不可伸展性。缺损较小时多可直接拉拢缝合。另有观点认为，帽状腱膜层的减张切口可有效减小切口张力，但实际操作中其减张作用几乎为零。与其他组织相比，头皮缝合时切口能够耐受更大的张力。由于帽状腱膜缺乏弹性和伸展性，可有效防止切口张力向其血管系统传递。

多数情况下，因缺损面积较大不能直接拉拢缝合而采取断层皮片移植的方法覆盖创面。如果患者对手术区外观要求较高，后期可用皮肤软组织扩张技术将无毛发生长的移植皮片替换。

当肿瘤浸润骨膜、手术后颅骨外露时，需用皮瓣转移重建缺损。缺损周围的毛发分布区域在解剖结构上没有差别；因此，易位皮瓣和旋转皮瓣都可用于创面重建。由于头皮血液供应充裕，将其设计为易位皮瓣修复创面时，皮瓣长宽比例可适当增大，而不会发生缺血坏死（图4.25）。以旋转皮瓣使用时，由于头皮缺乏弹性和伸展性，这对皮瓣设计有很大的限制。应将皮瓣尽可能做大，以有效减小旋转幅度；头皮部位的旋转皮瓣，多数情况下需要逆切；供瓣区形成的继发性缺损，通常需要断层皮片移植进行修复。

由于缺损的大小或位置原因，局部皮瓣无法使用时，可选择游离皮瓣重建创面。

唇部

口轮匝肌为括约肌，在正常活动中与扩张肌群协同工作。唇部重建的目的是恢复唇部的连续性和维持括约肌功能。唇动脉是唇部的主要供血血管，上、下唇部各有一条，沿唇红缘（唇红与皮肤交界处）方向走行于黏膜与肌肉之间。唇动脉是利用唇部组织重建唇部缺损的血管基础。

唇部最常见的肿瘤是光化诱导产生的鳞状细胞癌，好发于唇红部，可以是孤立病灶，也可能是弥漫性的癌前病灶；后者也可能为孤立病灶。此类肿瘤一般进展比较缓慢。

唇红的弥漫性癌前病变通常使用唇红剥除术（图10.7），将病变区唇红自肌肉表面切除；设计从一侧口角至对侧的长梭形切口，切除后将唇部内侧黏膜向前推进，闭合缺损，重建唇红缘。

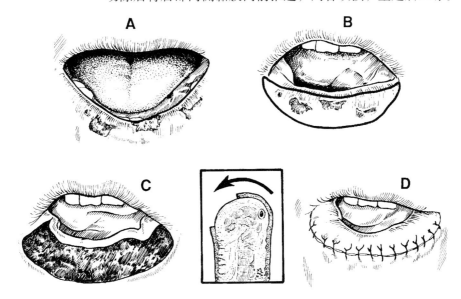

A 唇红部多发的癌前病灶，可采用唇黏膜推进、修复缺损。

B 需要切除的唇红范围，为两侧口角之间的长梭形区域。

C 病灶切除后的缺损情况。插图显示唇红切除的面积和深度。

D 动员口唇内侧黏膜，修复唇红缺损。不要做以方便推进为目的进行黏膜下游离，否则会导致其缺血坏死。

图 10.7　唇红剥除，唇黏膜推进

局部有较大结节状病灶出现时，提示病变向深部浸润；这时，切除深度和广度都要增加。

唇红的圆滑状外观可以利用舌瓣（图10.8）重建。沿舌背前缘制作肌肉黏膜瓣，转移覆盖唇部缺损区。皮瓣与受区建立血供后断蒂，通常需要10天左右的时间。这一术式也可用于其他原因导致的唇红缺损重建，具体操作步骤如下所述。

浸润性鳞状细胞癌需要切除一定范围的全厚唇部组织。切除范围取决于肿瘤的大小，但实际操作中，需要将缺损区制作成特

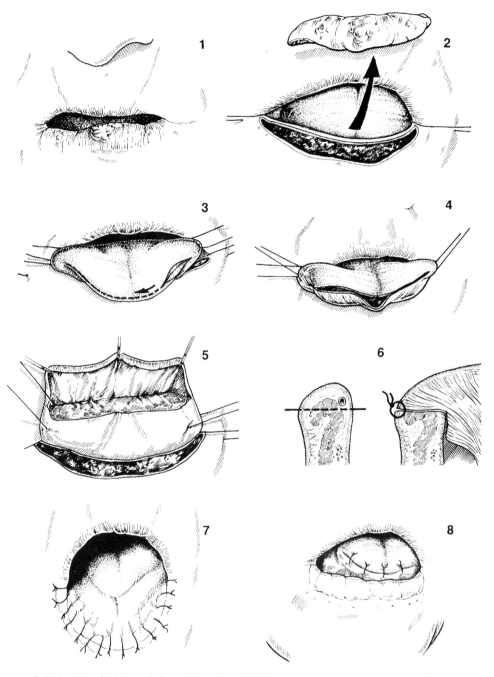

1.早期浸润性唇部鳞状细胞癌，伴唇红弥漫性癌前病变；2.病灶切除后的继发性缺损；3.沿舌前缘走行的切口设计线，一侧已经切开；4.切口完全切开；5.掀起舌瓣；6.唇部病灶切除层次，以及舌瓣覆盖缺损的方法；7.皮瓣转移至缺损区，并与创缘缝合固定；8.皮瓣转移后2周断蒂，最终的修复效果。

图10.8　包含深层肌肉在内的唇红剥除后缺损，可用舌瓣进行重建

定的几何形状，便于进行重建；因此，除了彻底切除病灶外，还需切除一定数量的正常组织，以便形成重建所需的缺损形态。这一原则也适用于本章述及的其他性质的病灶切除/缺损重建。

当浸润性肿瘤灶与唇部弥漫性癌前病变同时存在时，需要联合使用对应的手术方案，即局部全层切除以彻底去除鳞状细胞癌，唇红其余部位的癌前病变行唇红剥除术。

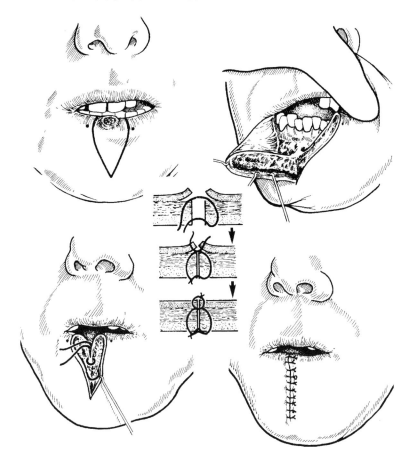

将切缘皮肤自肌肉表面潜行剥离2～3 mm，使下唇分为两层，肌肉和黏膜层用可吸收线间断褥式缝合，以承受切口张力，然后缝合皮肤层。

术前用亚甲蓝标记两侧唇红缘，以便后期缝合时将其准确对位。这一方法在需要准确对合唇红缘的唇部重建时非常实用。

图10.9 下唇楔形切除，直接拉拢缝合

当缺损范围小于唇部全长的1/3时，病灶可行楔形切除，直接拉拢缝合（图10.9），这是V形切除、直接拉拢缝合后不使口唇过度缩小的最大宽度。缺损区分两层进行缝合：皮下潜行剥离2～3 mm，在V形缺损两侧各形成一个肌肉黏膜瓣，以可吸收线褥式缝合两侧的肌肉黏膜瓣；使切口张力主要集中在这一层次，而皮肤层无张力缝合或避免张力的产生。下面讨论的唇部缺损重建，同样适用这一缝合方法。

唇裂修复重建时，一般联合使用唇红Z成形术，以使唇红形态圆滑，避免瘢痕性凹陷的形成；但在肿瘤切除时，最好按原切口方向直线缝合，便于对肿瘤复发的观察。

当肿瘤切除后缺损超过唇部全长1/3时，需采用正规的修复方案进行重建。因此，通常采用矩形切口切除唇部肿瘤。当缺损宽度达到下唇全长的1/2并位于口角一侧时，可以扇形皮瓣进行重建（图10.10A）：以口角为中心，在其外侧设计并掀起一近似圆形的皮瓣，向唇红方向逆切，达口角水平，保留含上唇动脉的狭窄蒂部。旋转皮瓣，插入下唇缺损区，并与创缘缝合固定。此术式的优点是能够维持口角位置、口唇宽度不变。鼻唇沟区为面部皮肤松弛区之一，皮瓣转移后的继发性缺损可直接拉拢缝合。依此法重建的唇部区域缺乏唇红，可联合使用舌瓣进行再造。如果唇红其他部位的癌前病变需要联合使用病灶切除+唇红剥除手术，可用舌瓣再造整个下唇唇红。

临床上偶然会遇到下唇整体缺损的情况，这时可以双侧扇形皮瓣进行重建；一侧皮瓣旋转后与对侧皮瓣对位缝合（图10.10B），可联合使用舌瓣，对唇红进行重建。不论单侧还是双侧扇形皮瓣，都没有神经支配，但感觉会逐渐恢复；再造唇部的运动功能也会有一定程度的恢复，但速度较慢。

当缺损宽度超过唇部全长的2/3但双侧口角无明显异常时，效果最佳的修复方案是带神经血管的扇形皮瓣（Karapandzic）（图10.11）。以口角为中心，在矩形缺损两侧的皮肤表面标记出半径等于缺损垂直高度的弧形切口线，近端止于鼻翼基底。沿切口线切开，深至黏膜深面，注意勿切透黏膜；葡萄样成簇出现的唇腺腺体为邻近黏膜的标志。皮瓣制作过程中需切断构成轮匝肌复合体的扩张肌，但运动、感觉神经以及切口部位的血管都要妥善保护，防止损伤。将缺损两侧黏膜横向切开1 cm，使两侧切缘能够

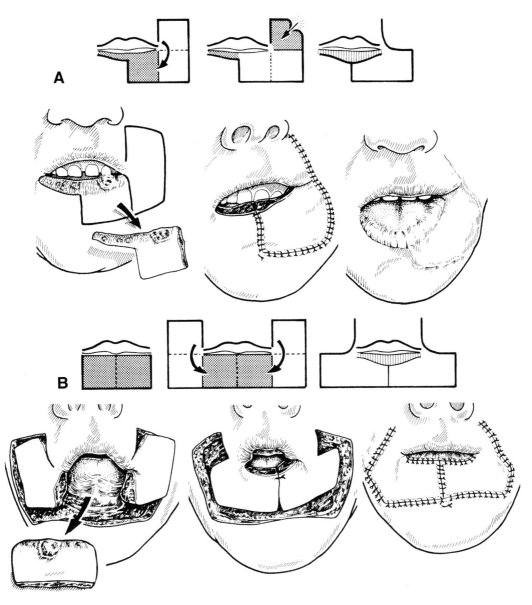

　　A 缺损达下唇全长 1/2 时的重建方法。标记病变（鳞状细胞癌伴邻近唇红的弥漫性癌前病变）的切除范围，并设计拟采用的皮瓣。将颊部全层复合组织瓣旋转、覆盖下唇缺损区；鼻唇沟区缺损直接拉拢缝合。参考图 10.8 所示的方法，以舌瓣重建唇红。

　　B 双侧扇形皮瓣联合舌瓣，重建完全性下唇缺损。手术步骤与图 A 所示相似；但每侧颊部各设计一扇形皮瓣，且旋转后形成再造唇的一半。

图 10.10　扇形皮瓣联合舌瓣重建下唇全层缺损

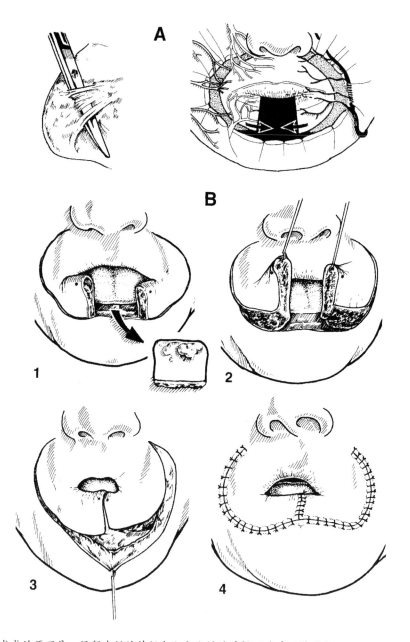

A 该术式的原理是，保留皮瓣的神经支配和血供的前提下重建下唇缺损。

B 手术步骤。唇部病灶全层切除；以两侧口角为中心，自下唇缺损区远端向外上，经口角外侧，沿鼻唇沟上行，达鼻翼基底，设计半圆形切口线（1）。除了切口起始处，切口深至全层外，其他部位只切开皮肤和肌肉（2），妥善保护穿过切口的神经、血管。将两侧皮瓣向缺损区旋转、推进（3），覆盖创面，并间断缝合、固定（4）。

这一术式的显著优点是保存了再造唇的感觉和运动功能。

图 10.11　带神经血管的扇形皮瓣，重建下唇中央 2/3 全层缺损

相互靠拢并垂直缝合；同时，旋转双侧皮肤和肌肉组成的复合组织瓣，将两侧切缘在新的、适当的位置相互缝合，注意调整切缘的高度、长度等，使切口缝合平整。由于保留了皮瓣的神经支配，重建唇部的运动和感觉功能无明显异常。

上唇部肿瘤的发生概率不大，切除后形成的全层缺损多以交叉组织瓣（Abbe）进行重建（图10.12）。该瓣是源自下唇全层的组织瓣，V形设计，蒂部较窄但包含下唇动脉。皮瓣掀起后旋转、插入上唇缺损区，下唇供瓣区直接拉拢缝合；上、下唇因皮瓣蒂部相连而固定不动，2周后蒂部离断，上、下唇相互分离，口唇启闭功能恢复。下唇全长的1/3可用以制作交叉组织瓣，修复上唇任何部位等面积、同形状的全层缺损。当缺损位于口角时，可以使用相似的方法进行修复，此时的皮瓣为Abbe-Estlander瓣，蒂部为新的口角位置（图10.13）。

眼睑

睑板是上、下眼睑的支撑结构，附着于眶缘的内、外眦韧带连接睑板两端，使其与眼球紧密相贴。内、外眦韧带的张力不是很大，特别是下睑更是如此，很容易受到皮肤张力的变化而导致外翻。

上睑皮肤松弛多出现于肿瘤的高发年龄段。下睑皮肤松弛程度一般较轻，由于重力的作用，手术中对皮肤张力的判断会有不同程度的影响，因此，病灶切除后直接拉拢缝合很容易出现下睑外翻。

一般来讲，用于修复眼睑缺损的移植皮片最好能像正常眼睑皮肤一样薄，且富有弹性；但在实际操作中，眼睑不同部位对皮肤弹性的需求不同，上睑皮肤皱褶处最大，下睑板以下处较小，上、下睑板表面最小。病灶切除产生的继发性缺损，最好选择耳后全厚皮片移植；临床经验表明，此处来源的移植皮片活动度高，完全符合眼睑部位的功能需求；同时，其颜色和质地与正常眼睑皮肤相似，后期挛缩较小或不挛缩。该处皮片使用的技术细节在图3.7和图3.17中有详细描述。

上睑皮肤可制作成Tripier瓣，用于下睑缺损的重建（图10.14）。该瓣与其深部的眼轮匝肌一起形成肌皮瓣，其长度可达

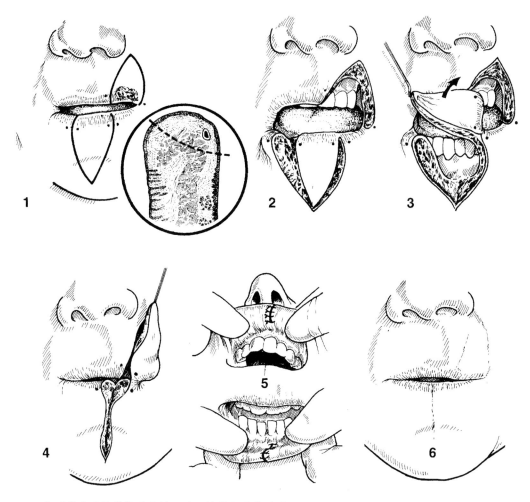

在下唇表面设计楔形皮瓣，用以修复上唇部肿瘤切除后形成的全层缺损（1）。插图包含下唇动脉的皮瓣蒂。随着上唇缺损的形成和Abbe皮瓣的掀起（2），仅保留唇红及内部的下唇动脉作为蒂部，如插图所示。以蒂部为旋转点，向上旋转皮瓣（3），覆盖上唇部缺损；采用图10.9所示的分层缝合方法，将皮瓣缝合固定（4），下唇缺损以同样的方法进行缝合。2周后离断皮瓣蒂部（5），缝合切口，上唇修复完成（6）。

局限于唇红的皮瓣蒂部，可使皮瓣在初期转移阶段，匹配各种皮肤-唇红边缘，蒂部离断后无须进一步调整。

图10.12　交叉组织瓣（Abbe）重建上唇全层、楔形缺损

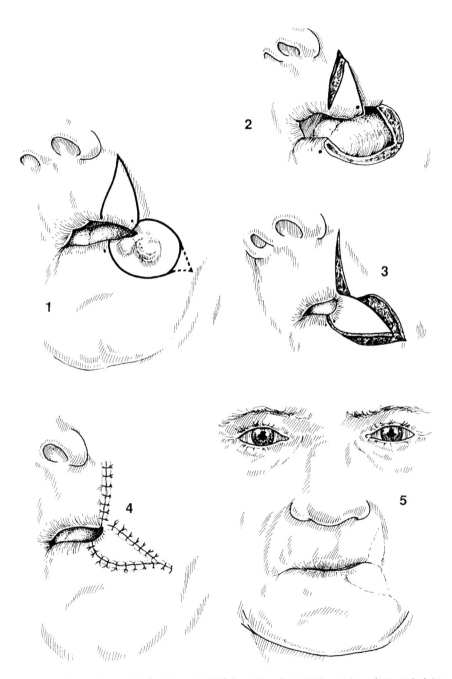

　　该瓣适用于修复口角处的唇部缺损，皮瓣蒂部为新口角的位置。毗邻口角的下唇病损及标记的切除范围（1），根据缺损形态，在上唇部设计适宜大小和形态的复合组织瓣。沿切口线切开（2），掀起皮瓣，蒂部与图10.12所示相似。皮瓣旋转、插入缺损区（3），依图10.9所示的方法缝合固定，皮肤缝合后（4）完成重建，得到最终的重建效果（5）。

图10.13　改良的交叉组织瓣（Abbe-Estlander）

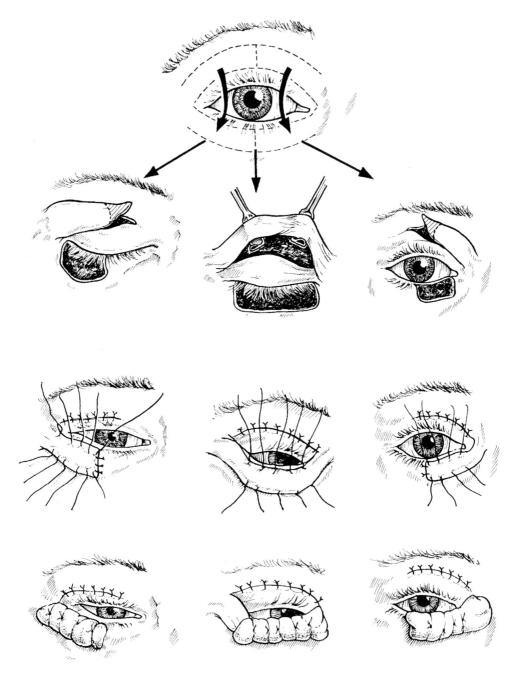

老年患者上睑皮肤相对松弛，以含眼轮匝肌的Tripier瓣重建下睑缺损效果较好；缺损靠近内、外眦部时，可设计成单蒂皮瓣转移，而眼睑中间区域缺损，选择"桶柄"状双蒂皮瓣进行重建，更为安全。Tripier瓣极易自行卷曲、形成皮管，通过打包加压维持皮瓣在非卷曲状态，可有效预防其发生。

图 10.14   Tripier瓣修复下睑皮肤缺损

眼睑全长，以两端连接处为蒂，呈"桶柄"状向下移动，重建下睑缺损。供瓣区的继发缺损直接拉拢缝合；因此，上睑皮肤的松弛程度决定了瓣的宽度。尽管 Tripier 瓣的长宽比例很大，但很少发生缺血坏死。其原因可能在于在适合该瓣使用的年龄阶段皮瓣虽然包含了轮匝肌但依然相对较薄能以移植皮片类似的方式成活。该瓣在掀起和转移的过程中经常出现肤色变深的现象，无须过分担心，在创面修复中，该瓣具有上睑皮肤游离移植所有的优点。

由于耳后全厚皮片和 Tripier 瓣都可用于下睑缺损的重建，而且都能取得良好的外观、功能效果；那么，具体工作中两者该如何选择？耳后皮片可获取的面积较大，能够覆盖不同大小的眼睑缺损，适用范围较广。Tripier 瓣必须以供瓣区能够直接拉拢缝合为其宽度的最大范围；因此，不适合上睑皮肤紧致及下睑缺损较大的患者。

肿瘤切除后形成的水平方向为主的全层缺损，可用 Tripier 瓣重建皮肤部分的缺损；也就是该瓣在这一方面的有效使用，确立了它在下睑部分缺损重建中的地位。在皮瓣宽度能够满足缺损重建的前提下（皮瓣设计阶段即可确定），可用于水平方向生长为主的肿瘤手术后缺损重建，最大长度可达内、外眦之间的区域。

由于眼睑缺损的部位不同，皮瓣可能会有桥段的形成；而其极易自行形成管状结构，就连插入缺损的皮瓣部分也有明显的卷曲倾向。可以通过打包加压进行预防；此法提供的轻柔压力，亦有助于皮瓣与深层组织的贴合和两者间有效血液循环的建立。皮瓣桥段的存在，需要进行蒂部离断方可完成创面重建；但有时桥段对外观影响不大，且无其他不适，部分患者不愿进行前述手术。

如果缺损区靠近一侧眼角，且只波及全长的一半，可对皮瓣进行相应调整，采用单蒂转移，长度为上述双蒂皮瓣的一半左右（能覆盖缺损为度）。

多数下睑肿瘤较小，适合采用 Tripier 瓣进行重建，特别是当缺损靠近一侧眼角时首选该瓣，而且皮瓣较薄，不会掩盖对复发肿瘤的观察。

基底细胞癌是眼周最常见的肿瘤，以内眦和下睑部多发；上睑睑板前皮肤亦偶有发生。

内眦部肿瘤，因需要增加切除的范围，切口通常扩大到上和/或下眼睑，造成鼻根和眼睑的组织缺损，可以通过游离皮片移植覆盖。只有肿瘤向深部浸润累及眼睑全层时才需切除全层眼睑，而这种晚期肿瘤的处理超出了本书的讲解范围。

原发于下睑的肿瘤，其切除后造成的缺损范围和深度差异较大，从皮肤至眼睑全层不等。肿瘤在眼轮匝肌和睑板表面的活动度是判断眼睑部分切除抑或全层切除的最佳指标。临床就诊的肿瘤大多较为浅表，只需要切除皮肤和部分眼轮匝肌；病灶越接近睑缘，需全层切除的可能性越大。肿瘤导致的眼睑形态异常是需要眼睑全层切除的另一指标。

上睑肿瘤的处理取决于肿瘤的位置和范围。该年龄组人群的皮肤松弛，以上睑褶皱处最为明显；此区域能够直接缝合的缺损面积，通常要比预期的大出很多。也可将松弛的皮肤向下推进修复睑板前缺损。睑板前浅表肿瘤切除后，采用耳后全层皮片移植也可获得良好的效果（图10.15）。当肿瘤累及睑缘时，通常需要进行眼睑全层切除，此类缺损的重建不在本书的介绍范围之内。

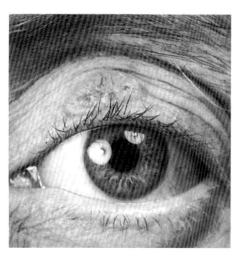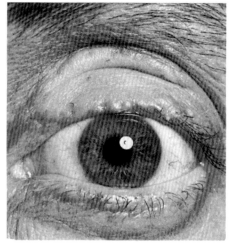

全厚皮片移植，修复上睑睑板前基底细胞癌切除后的皮肤缺损。

图10.15 游离皮片移植修复上睑皮肤缺损

下睑肿瘤的范围和形状允许采用 V 形切除时，可将缺损两边拉拢缝合，闭合创面。全层切除时，睑板和皮肤切口位于同一平面，最好使用尖头剪刀将其剪开；操作时用拉钩牵拉眼睑切口，对眼睑略加辅助支撑，便于手术中操作（图 10.16）。皮肤在睑板表面的移动度较大，使用手术刀很难整齐切除。

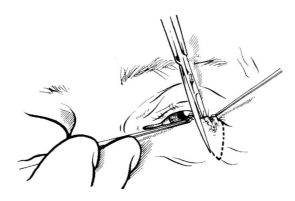

操作时用拉钩牵拉切口处皮肤，对眼睑进行辅助支撑。

图 10.16　用锐利的剪刀剪开切口

当 V 形切口较窄时，可将病灶 V 形切除并直接拉拢缝合（图 10.17）；缝合时以睫毛、结膜与皮肤连接处的灰线作为睑缘的定位标志，将 V 形切口的两边准确对合。此处使用的缝合方法，是为了避免结膜囊内有缝线残留、刺激与其接触的角膜。睑板与结膜结合紧密，类似于一个独立的完整结构，将切口两侧睑板准确对合后，其表面的结膜边缘也同时相互贴近，并快速愈合。缺损区的缝合，分两层进行：睑板-结膜层和皮肤-肌肉层。用 6-0 可吸收线间断缝合睑板边缘，并将线结置于皮肤一侧；然后将皮肤和轮匝肌作为一层进行缝合。这样缝合时，缺损区睑板边缘所需承受的张力要小，这就要求 V 形切口的宽度不能过大，一般认为，小于眼睑宽度的 1/4 时能够直接拉拢缝合。

若切口直接拉拢缝合时张力过大，可从外眦结膜侧做切口，离断外眦韧带下脚，即 V 形切除+外眦切开术（图 10.17）。

依上法处理后，若切口张力仍然较大，就需采取更加正式的重建方案修复缺损；以易位皮瓣的形式，将缺损外侧的眼睑皮肤

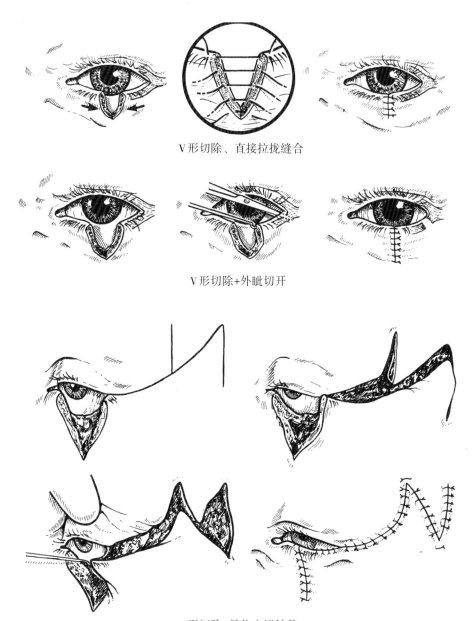

V形切除、直接拉拢缝合

V形切除+外眦切开

V形切除+易位皮瓣转移

随着V形缺损宽度的增加，在切口无张力缝合时，所采用的术式亦相应发生变化。

较窄的V形缺损可直接拉拢缝合；插图显示的是双层缝合方法，即以可吸收线缝合睑板层，并避免线结暴露于结膜囊刺激角膜。较宽的V形缺损闭合时，若切口张力过大，可用切除+外眦切开术进行修复，即离断与下睑相连的外眦韧带下脚，使切口无张力闭合。当V形缺损更大且外眦切开术不能有效减小张力时，可用易位皮瓣进行重建，即将颊部和颞部皮肤向内旋转推进，用Z成形术闭合继发性缺损。

图10.17　眼睑V形全层缺损的重建

和外眦外侧皮肤向内推进，即 V 形切除+易位皮瓣（图10.17）。设计从下睑睑缘向颞部发际线走行的、凹面向上的弧形切口，切口远端逆切，逆切长度与 V 形切口的外侧边等长且两者平行。皮瓣掀起后，离断外眦韧带下脚，并试行将皮瓣向内侧旋转推进；若有必要，可将眶隔和其他深部结构与皮肤分离，减少其对皮瓣转移的限制。皮瓣向内移动时，外侧穹窿部堆积松弛的结膜，可作皮瓣衬里重建眼睑缺损。将 V 形缺损的两边拉拢缝合，重建睑缘的游离缘与结膜缝合。皮瓣向内移动后，在颞部产生与眼睑 V 形缺损相似的三角形缺损，可在皮瓣对侧缘设计一小的三角形皮瓣，与原缺损形成类似 Z 成形术样外观，将该瓣向下旋转、修复颞部三角形缺损，完成重建。

当缺损不累及内、外眦且缺损两侧有睑板残存便于缝合固定时，这一术式的效果最好。缺损略大于下睑全长的1/2时，也可应用该瓣修复；因此，该术式适用于大部分可 V 形切除的下睑肿瘤。

鼻部

从肿瘤切除和重建的角度考虑，鼻部（外鼻侧面和鼻翼）由外层的皮肤和内层的黏膜衬里以及位于两者间的鼻骨和软骨组成。鼻骨和鼻外侧软骨表面的皮肤活动度较大，可用于肿瘤浸润深度的检测依据。鼻翼皮肤与深部固定，前述方法不可用。

皮脂腺功能的活跃程度会对不同缺损的重建产生影响；通常情况下，从鼻梁到鼻尖的过渡过程中，其活跃程度逐渐增加；该处皮肤较厚、缺乏弹性、容易感染和形成瘢痕，不适合用于组织缺损重建。

直接拉拢缝合仅适用于面积较小的组织缺损，而且离鼻尖越近越难以使用。由于鼻翼软骨与其表面的皮肤连接紧密，该处缺损直接缝合后，多会导致鼻孔变形，双侧不对称；加之皮脂腺功能相对活跃，不推荐直接拉拢缝合。

游离皮片移植的应用虽有其局限性，但在缺损重建中发挥着重要作用，特别是在鼻骨和外侧软骨部位更是如此——因为，去除骨性或软骨结构，不仅有利于病灶更为彻底地切除，亦能创造适合皮片移植的创面条件。骨膜或软骨膜浅表的组织缺损行皮片移植后，虽因皮片较薄，会形成中空状外观，但其总体效果仍然比较理想。

局部皮瓣相对较厚，缺损重建后外观臃肿；亦因如此，影响对肿瘤复发的早期诊断。将作为"肿瘤屏障"的骨或软骨切除，不但能够增加缺损深度，使其与皮瓣厚度匹配，有效改善缺损重建的局部外观，还能更加彻底地切除肿瘤。

鼻唇沟或眉间区是局部皮瓣的常见供区。眉间区的常见皮瓣为：眉间皮瓣、额部皮瓣、眉间推进皮瓣；鼻唇沟区：鼻唇沟瓣。更大范围的缺损重建以及鼻部全层缺损的修复超出了本书的讲述范围。

眉间皮瓣（图10.18）用于修复眉间区的鼻侧缺损；转移后能够覆盖的距离有限，但该区域是基底细胞癌的多发部位，通常采用该瓣修复。

缺损超出眉间皮瓣的覆盖范围时，可根据缺损形态，将额部皮瓣（图10.19）进行改良，仍以眉间皮肤为供区，垂直向上走行延伸至前额。受前额高度的限制，增加皮瓣长度可修复更远部位的组织缺损。多数患者的额部皮瓣，可覆盖其鼻尖部位，除了重建鼻部缺损外，也可用于皮瓣覆盖区域的颊部缺损重建（图10.20）。皮瓣宽度以继发性缺损区能够直接拉拢缝合为度。采用该瓣进行创面重建时，一般需两期手术方可完成；一期手术仅完成缺损区的大部分重建，确保皮瓣与供区建立可靠的血液循环；二期手术时离断皮瓣蒂部，将皮瓣完全插入，对合整齐；桥段去除即可。

眉间推进皮瓣（图10.21）是鼻背上1/3缺损修复的理想选择；该部位缺损并不常见，但也没有其他有效的替代方案。

鼻唇沟瓣（图10.22）是利用该部位皮肤松弛区制作的皮瓣；可通过多种转移方式重建鼻部缺损，鼻部侧面下1/3缺损的修复效果最为理想。皮瓣通常以上方为蒂，偶尔亦将蒂部设计在下方；除非皮瓣与缺损相邻，否则需要二期手术断蒂，方可完成缺损重建。

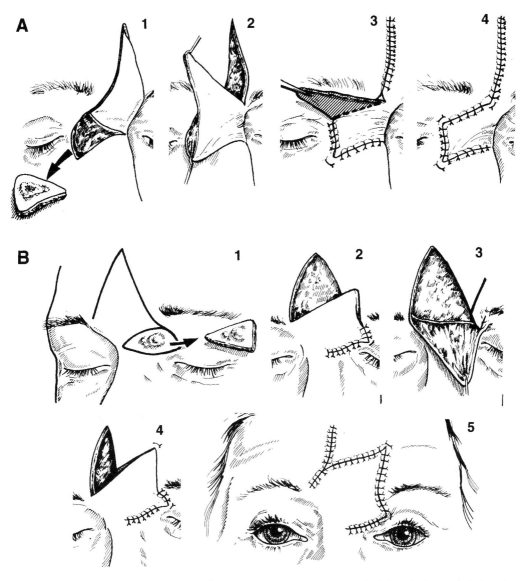

实际操作中选择的设计方案，通常是由皮瓣供区继发缺损的闭合难度决定的。继发缺损不大时，使用图A所示的方法；较大的继发缺损，则需按图B所示方案操作。

A 组织缺损和皮瓣设计（1），皮瓣掀起并转移至缺损区（2），闭合继发缺损（3），缝合皮瓣，标记出多余的三角形皮肤组织，并将其切除，缝合完成（4）。

B 病灶、切口标记和皮瓣设计（1），皮瓣掀起，并转移至缺损区，缝合固定（2）。此时，可见眉间的继发缺损无法直接拉拢缝合。根据（3）中所示，切开皮肤，将形成的三角形皮瓣向内侧移动（4），减小眉间缺损闭合的张力，缝合切口（5）。

皮瓣宽度一般与眉间距相等，这决定了继发性缺损的宽度及其闭合的难易程度。

图10.18　以眉间皮瓣修复鼻根和内眦间组织缺损的两种设计方案

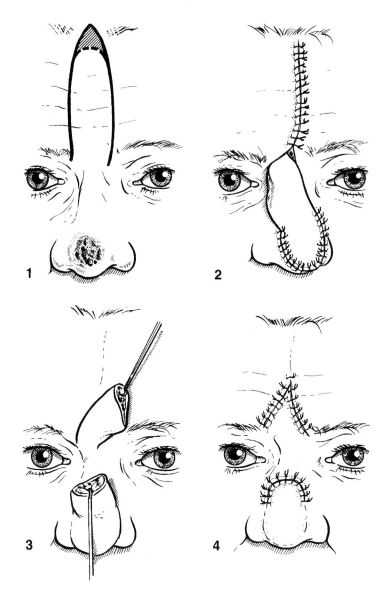

虽然皮瓣位于前额正中，但其蒂部（1）可略向任意一侧倾斜，便于旋转和增加皮瓣转移的距离。其目的是依赖一侧的眶上-滑车上血管系统供血，且不影响皮瓣转移的安全性。

皮瓣远端若要到达鼻尖部，其长度至少为前额总高。皮瓣掀起平面为额肌深面，远端拟插入缺损区的部分相对较薄，与鼻部缺损的深度相同，向下旋转（2），缝合固定至缺损边缘，供瓣区缺损直接拉拢缝合。手术后第3周，二期手术断蒂（3）；弃去部分皮瓣桥段，一部分保留，并将其归位（4），防止眉间距过短，影响外观，皮瓣修整后平整缝合。

皮瓣尽可能设计在前额的垂直位置，这样产生的瘢痕比斜行瘢痕要隐蔽得多。因为，前额的继发性缺损均需直接拉拢缝合；所以，中线处皮肤的松弛程度决定了皮瓣的最大宽度。

图10.19　额部皮瓣重建鼻尖缺损

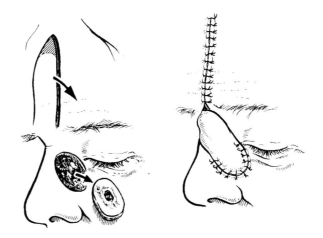

　　此处缺损超出了标准的眉间皮瓣所能修复的距离，皮瓣设计时长轴要适当延长。

　　缺损位置决定了皮瓣的长度。当皮瓣相对较短时，掀起平面稍浅亦不影响其血液供应，还能使其厚度与缺损深度更加接近。

图 10.20　额部皮瓣重建内眦区缺损

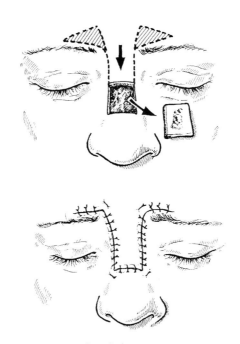

　　此法只适用于眉间距较宽的患者。

图 10.21　眉间推进皮瓣可用于重建鼻部上 1/2 缺损

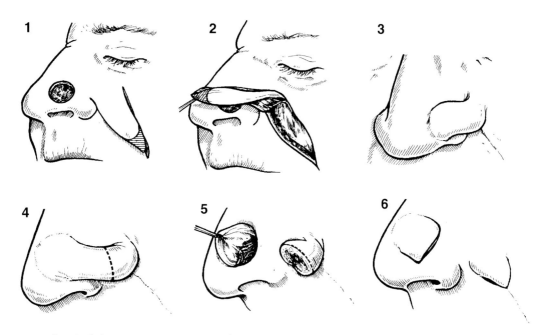

实际操作中，当缺损与皮瓣之间存在一定的距离时，该术式分为两步进行。鼻翼缺损和皮瓣设计（1），掀起并转移至缺损区（2）；（3）手术后第2周的局部外观，皮瓣已修复缺损，但蒂部相连，供瓣区线性瘢痕形成，蒂部离断切口设计（4）；离断（5）；皮瓣转移完成（6），蒂部修整后归位。

缺损区与皮瓣邻近时，一期手术即可完成皮瓣转移，但会出现鼻唇沟变浅；因此，推荐使用两阶段手术方案。为了确保皮瓣成活，减薄后的皮瓣仍然比缺损区所需的厚度大，导致皮瓣与受区间过渡不流畅。切除缺损区下方的侧鼻软骨或鼻翼软骨，使缺损深度与皮瓣厚度相等。如图10.24所示，切除病灶深部软骨，确保肿瘤底部切除干净。

图10.22 鼻唇沟瓣重建鼻侧缺损

皮瓣设计时，计划从某个特定的方向覆盖鼻部缺损，并以此设定皮瓣宽度；但皮瓣转移时，方向可能与设计的有一定出入，而在这个方向上，皮瓣宽度不足以覆盖鼻部缺损，其结果将是灾难性的。避免这类情况出现的方法是尽可能将病灶切口线设计成圆形。这样，不论皮瓣从哪个方向覆盖缺损，都无关紧要；唯一关键的是皮瓣的大小，除了有足够长度外，宽度也要满足创面修复的需求。

鼻唇沟瓣设计时，需考虑患者性别、缺损区有无毛发生长等因素。对于女性患者，皮瓣通常置于鼻唇沟区；而男性患者，缺损区无毛发生长时，皮瓣必须放置在胡须区域的外侧，即皱襞线之外。

　　鼻唇沟瓣的蒂部朝上时，可用于修复上唇的部分缺损；当患者为男性时，可将皮瓣设计在胡须区域内。皮瓣转移的最大优点是可以保持嘴唇的对称性。

耳郭

　　耳郭的软骨和皮肤彼此贴附，结合较为紧密，尤其是耳郭外侧的皮肤与软骨尤为明显，越靠近外耳道结合越紧密。在耳后区域，越靠近颅耳沟结合越疏松。耳郭皮肤是肿瘤的高发部位，尤其是光化诱导产生的鳞状细胞癌更为多见；皮肤和软骨之间的黏附强度对病灶切除和缺损重建都有很大影响。

　　缺损可否直接拉拢缝合取决于缺损所在的耳郭部位。耳郭外侧皮肤较为固定且存在多个凹凸结构，使得凹陷区域的直接缝合几乎不可能完成。耳后皮肤的活动度相对较大，加上耳郭可向后方的乳突区倾斜靠近，极大地增加了直接拉拢缝合的可能。

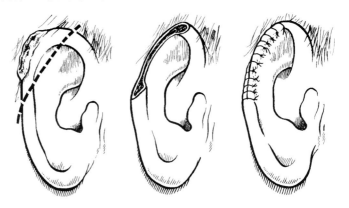

这一术式会对耳轮缘的形态产生一定的影响，但达不到不可接受的程度。

图 10.23　耳轮缘肿瘤切除后创面直接拉拢缝合

　　耳轮缘处肿瘤（图 10.23）的处理方法相对简单、有效。病灶切除后，再切除一条狭长的裸露软骨，使缺损能够无张力拉拢缝合。切除裸露软骨时，要确保二次形成的软骨切缘与上、下正常区域平滑过渡；任何较小的软骨性凸起，极易发展成明显的结节状增生，除了疼痛不适外，与肿瘤复发难以鉴别。这样处理可能会对耳轮缘的形态产生一定的影响，但此类患者年龄较大，一般都可接受这一术式。

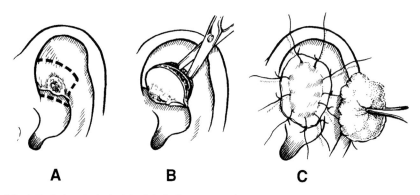

A   **B**   **C**

肿瘤切除的同时，去除其深部耳郭软骨，确保肿瘤底部切除干净，也为皮片移植创造条件。

图 10.24 耳郭鳞状细胞癌+"肿瘤软骨屏障"切除

断层皮片移植是耳郭皮肤肿瘤的标准治疗方案；"肿瘤软骨屏障"在此处有非常大的作用。耳郭皮肤与软骨结合紧密，肿瘤切除时很难将软骨膜完整保留且确保肿瘤基底切除干净（图 10.24）。而病灶切除时一并去除软骨，可使肿瘤底部切除更为彻底，为皮片移植创造适宜的条件。只要缺损周围有足够的软骨支撑，即可维持近乎正常的耳郭形态和良好的美学效果；即便缺损邻近耳轮缘，且耳郭形态有一定的缺失，其外观仍然在可接受的范围之内。

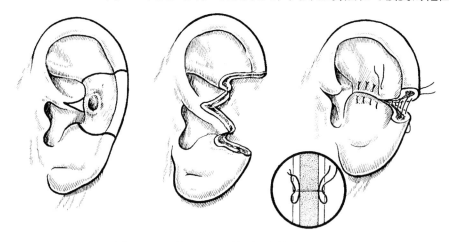

图 10.25 耳郭全层 V 形切除+直接拉拢缝合

当肿瘤较小且可 V 形全层切除（图 10.25）时，缺损区可直接拉拢缝合；虽然有可能出现一定程度的耳郭畸形，但患者多能勉强接受。

如果病灶切除后耳郭仅有少部分残留，失去正常或接近正常的耳郭形态，最好的处理方案是将其完整切除；后期可佩戴耳郭假体，耳郭假体具有操作简单、美学效果好的优势（图10.1）。

全耳切除时尽可能保留耳屏，这有利于耳郭假体的安装和更加理想的美学效果。

11

手外科

手外伤

在讨论手部损伤时，关注的重点应该是皮肤缺损的修复方法。尽管可能还存在肌腱和神经损伤或骨折和关节损伤等同样重要的临床问题，但这些都不在本书的讨论范围，除非它们的损伤程度影响到皮肤缺损修复方法的选择和使用方式。

由于"二期愈合"过程中产生的肉芽组织成熟后转化为纤维组织且其初始创面仍然存在感染的可能，因此，皮肤缺损的修复是必须优先考虑的事项。纤维化、感染能够导致受伤的手部僵硬，不利于伤口愈合和手部功能的恢复。皮肤缺损修复后感染这一重要因素立即消除，肉芽组织的产生也基本停止。创面闭合前已经存在的肉芽组织成熟后将转化为纤维组织，但现有的肉芽组织和它将转化成为的瘢痕至少不会继续增加。

在挤压伤中，会出现这样的情况：损伤主要局限于手的近端，而受伤部位远端组织正常或损伤程度很小，但因挤压区血管损伤、血流中断而致远端组织血供停止。第4章中微血管技术的应用已经改变了这种状况，让手术医生面对这类损伤时，从无计可施到竭尽所能恢复血供，最大限度地挽救断流组织。通过静脉移植桥接损伤区域的受累血管，恢复远端组织的血液循环。该技术在手部严重挤压伤中有重要价值，手指的成功挽救对手部的最终功能贡献巨大。这类患者应立即转到有微血管吻合能力的医疗机构进行处理。

皮肤缺损的修复方法很大程度上取决于损伤的类型，因此，了解常见损伤模式的病理特征至关重要。

手部损伤主要有三种类型：切割伤和切除伤、挤压伤、脱套伤和撕脱伤。一般而言，以一种损伤类型为主，但偶尔会有挤压伤、脱套伤和撕脱伤的综合特征。这三种类型构成了不同的损伤分型，但从即时处理的角度来看，损伤也可分为整齐的和不整齐的，这一分类的价值较大，特别是涉及止血带的使用时更是如此。

在整齐的损伤中，皮肤的损伤明显是切割样的，治疗问题一般多为关注肌腱和神经损伤。这些结构的修复和重建需要无血环境，因此，需要使用充气止血带。

在不整齐的损伤中，初期评估需确定受损组织的存活与否，活跃的血液循环是判断组织结构有无损伤的基础，很明显，这时使用驱血止血带是不合适的。皮肤活力的评估在第9章中已经进行了讨论。

切割和切除损伤

在仅累及皮肤时，切割伤或切除伤在手部损伤中程度最轻，通过初步的临床检查一般都能给出恰当的修复方案。

如果没有皮肤缺失，只要充分切除伤口边缘皮肤以去除所有明显的失活组织，直接闭合伤口。精确缝合在手部和面部同等重要，如果能够快速愈合，其最终瘢痕也会很小。皮肤缺失可以通过游离皮片移植或皮瓣转移来修复。断层皮片移植是最常用的创面修复方法。组织损伤范围较小、创面情况允许者，皮片移植后容易成活。

原始受伤区域包含不适合皮片移植的组织结构时，如指腹软组织缺损较多而皮片移植不能提供所需的容积或需要后续修复或重建的肌腱等结构暴露在外时，应以皮瓣转移进行重建。由于组织损伤仅限于切割平面，对断裂的肌腱或神经进行精准修复或重建损伤导致的组织缺损完全可行。

理论上，有指骨外露的断指损伤可以用皮片移植进行覆盖，但时有移植皮片部分或全部坏死的发生。如果损伤部位自行愈合，遗留的瘢痕组织将贴附于指端，后期会有更多问题出现。修剪指骨残端使表面软组织可以无张力闭合，通常能取得更好的效果。

仅有一根手指受累的情况下，这种处理方法较为合理，但拇指部分离断时，就需要考虑更多的相关因素，其中两个相互矛盾的问题是恢复正常拇指长度的愿望与指端稳定、感觉灵敏的需要。手外科曾经以保留拇指全长为工作重点，而将其他问题置于次要地位，但逐渐发现，多数患者都能充分应对拇指长度不足带来的不便，这使得前述极端态度开始转变。手术医生的处理方案，应该以病人的工作性质对完整拇指的需求和他可以休息的时间长度为基准进行选择。不应过度修剪创伤的拇指残端以获得充足的皮肤包被，在采取更为理想的治疗措施前，可以将游离皮片移植作为过渡性方案。总的来讲，手指受伤的数量越多，就越需要保护手指的长度。

由于指甲和甲床的关系，指尖损伤通常会出现一些特殊的问题，本章将对其处理方案进行讨论。

挤压伤

挤压伤的严重程度和范围不同，从轻微的甲下血肿（伴有或不伴指骨挤压伤）到只剩没有形状的失活组织肉浆的严重挤压伤。在这种损伤中，皮肤和软组织的缺损可能不只是字面意义上的不同，而最终的缺损程度要比即时显现的大得多，因为除了被压碎的明显失活组织外，血管的损伤加剧了皮肤和深层组织的坏死。这种"隐性"损害会造成手术后重度水肿和不同程度的纤维化，后者是导致手部最终功能不佳的常见原因。

在评估损伤的范围和严重程度时，首先要确定失活的组织结构。前面已经讲过，确定失活的软组织结构应该彻底清除。切除明显失活的组织后，重新进行伤情评估。在接下来的第二次评估中，必须确定哪些损伤但仍存活的组织结构值得保留或对皮肤缺损重建有益。涉及具体的损伤组织要考虑手指和拇指的相对重要性、患者的年龄和工作需求以及损伤的程度和严重程度等因素。

除拇指外，其他手指考虑保持长度的压力更大，有两种相反的观点。一是单个手指的单个结构如神经、肌腱、皮肤、骨骼等损伤越重，截指的理由就越充分，因为即使整个手指能够存活，要恢复正常手指功能的可能性极小。二是其他手指和手的其他部分受到的损伤越重，就越有理由保留单个手指，即使预知患指最终僵硬而失去功能。无用的手指可作为皮肤的潜在来源，将其（皮肤组织）修成片状，即可用来覆盖邻近的手掌或手背缺损，避免皮片移植或皮瓣转移。

即使将失活的结构已经仔细切除，保留的组织虽然存活，但仍有挤压伤的表现。这类组织表面进行皮片移植的效果并不理想，不如没有挤压伤的类似损伤。挤压伤导致组织失活，可能严重到足以对移植物的血管化产生不利影响，但又不足以使其完全失活。

与严重程度相似的切割伤相比，挤压伤带来的失能期更长，最终的硬度和功能方面通常更差。

脱套伤和撕脱伤

脱套伤和撕脱伤的区别在于损伤涉及的组织不同。

脱套伤仅限于皮肤和筋膜，浅筋膜层几乎都有损伤，而深筋膜给养层也时有涉及。脱套组织的血管损伤是重要的病理因素。粗略检查后，会认为只是轻微的损伤，但是，没有血液循环的组织将逐渐坏死。典型的脱套伤没有肌腱、骨骼和关节损伤。

撕脱伤涉及更深的组织，如单指撕脱伤一般同时存在脱套伤/撕脱伤，附着于手指的肌腱从肌腹处拉断，神经也出现类似的损伤。通常，脱套力量足够大时还会发生撕脱伤。

这种严重的混合性脱套/撕裂伤，应由经验丰富且有微血管操作特长的手外科医生处理，因为神经血管的损伤程度不同，有些撕脱伤极有可能挽救成功。在这一方面，其重要性取决于其他手指损伤的范围。

在手掌和手背，环形脱套伤常遗留远端附着的脱套皮瓣，但是，手掌和手背皮肤的不同特点导致了脱套压力产生的损伤类型有所不同。

手掌的脱套平面通常在掌腱膜和屈肌腱之间，皮肤和掌腱膜间连接紧密，作为一个整体的结构在损伤中出现一致的病理变化。掌腱膜的强度和不可延伸性一定程度上保护了手掌皮肤的血管网络，使其断流范围比早期评估的要小。

手背皮肤撕脱后，一般都有伸肌肌腱暴露，除非腱旁组织已经干燥，否则都可进行皮片移植。

皮肤活力的评估是必须做的重要环节，治疗的原则是：确认失活的皮肤组织必须去除。临床操作的难点是伤后即刻对皮肤损失进行准确评估，对皮肤缺失量的估计不足是经常发生的错误。如果已经做了初次切除，在手术后第一次换药时发现又有组织坏死形成，应立即切除并用皮肤覆盖，这样处理能够加快伤口的愈合。如果手术医生认为，即刻切除看似损伤较轻的皮肤略有不妥，可以进行延期处理，待坏死区域清晰可辨后再将其切除。只要能在坏死范围明确后尽快将其切除，这种方法就比较合理；但不能消极等待，到坏死组织自发分离后才将其去除是不可取的。

断层皮片移植是急性期常用的修复方式，远期效果也较令人满意。即使后期可能要以皮瓣转移将其替换，它仍然是早期创面修复的选择方案。只有在肌腱和皮质骨外露或关节开放等不能进行皮片移植时，才考虑早期行皮瓣转移。

单指脱套伤是一个公认的、特殊的损伤类型，最常见于戒指所在的手指，脱套伤一般是由强力拖曳戒指而引发。这种损伤可能包括指骨骨折，皮肤完全从手指剥脱或与远端指骨相连形成不同的损伤，即完全脱套伤和部分脱套伤。

单根手指脱套伤只剩骨骼但肌腱和关节功能正常时，处理方案的选择在很大程度上取决于外科医生是否拥有微血管方面的专业技能。在这类损伤中，离皮肤裂开部位较远的脱套组织中的血管和神经很可能没有损伤。如果脱套组织仍然附着在远端，可以将其复位到手指的原始位置，通过静脉移植桥接一套或两套动、静脉系统使其重新血管化，同时缝合神经。如果脱套组织能够成活，其结构和功能与正常手指无异，因此，值得一试。如果缺乏必要的微血管专业技能，或尝试失败，建议将其截除。

拇指脱套伤的处理方法与其他手指完全不同。相对于其他手指，拇指的功能价值决定了应尽一切努力挽救骨架部分，即使只有部分残留或可能失去独立运动能力。前面讲解的临时抢救方法，即将脱套拇指"埋"在胸壁或腹壁皮下（图11.1），可以争取时间，但对促进皮肤的覆盖没有任何作用。最好的方法是制作管状皮瓣并将脱套拇指插入其中。有几个潜在的皮管供区可供选择，例如腹股沟皮瓣和胸三角皮瓣，其优、缺点在本章将进行详细讨论，也可用带蒂的前臂桡侧皮瓣进行覆盖。图11.2是以胸壁皮肤作为供瓣区的示例，属于随意皮瓣，长宽比为1∶1时较为安全，其优点是皮瓣较薄和手术后体位固定相对简单（通过悬吊即可实现）。

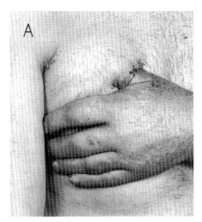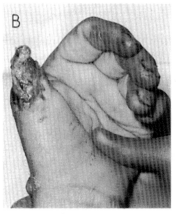

损伤早期（A）将脱套的手指埋在胸壁皮下，但这种方式埋藏的手指没有完成皮肤覆盖（B）。图11.2显示皮肤组织的覆盖方法。

图11.1 拇指脱套伤伴远节指骨缺失

以这种方式重建的拇指，手术后血供较差且感觉缺失。血供不足导致皮管断蒂后指尖愈合不良、后期不能耐受寒冷，再加上感觉缺失等因素，病人不能很好地使用拇指。这两种缺陷均可通过联合使用神经血管"岛状"皮瓣进行改善（图11.3）。手术步骤为：掀起功能不太重要手指（通常是环指或中指的尺侧）的半侧指腹，以指固有神经血管束为蒂，逆行解剖至手掌的起点，穿过手掌、管状皮瓣的皮下隧道，缝合到皮管指尖附近功能合适的位置。供瓣区继发缺损以游离皮片移植覆盖。手术的最终效果是，为指尖提供感觉功能并增加其血液供应，提升拇指的使用效率和血液供应。手术后早期，感觉可能会投射到供指，且大多数人会

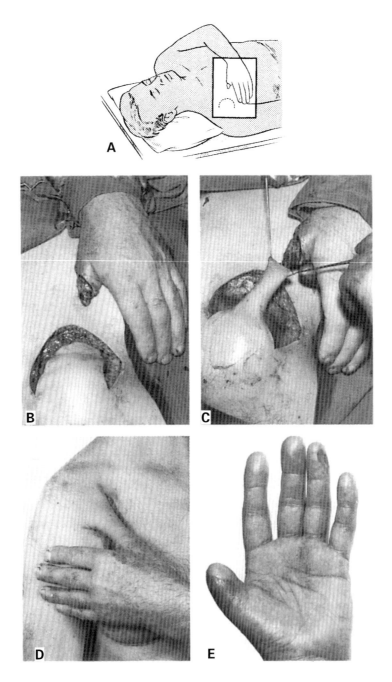

图11.1中的拇指脱套伤，用胸壁管状皮瓣进行皮肤缺损重建，随后进行皮瓣蒂部离断和神经血管岛状皮瓣（见图11.3）转移，为拇指远端提供感觉功能。（A）胸部皮瓣的位置；（B、C）皮瓣掀起、制成管状以便将拇指插入其中；（D、E）皮管外观，以及神经血管岛状皮瓣转移后的最终结果。

图11.2 拇指脱套伤的处理

一直模糊地存在。尽管如此，患者也会快速适应，拇指使用时也不存在困难。

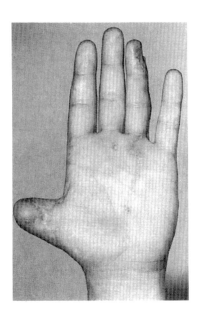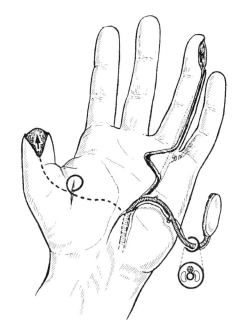

使用神经血管岛状皮瓣为胸壁管状皮瓣重建的拇指提供感觉功能。

图11.3　指端感觉功能的重建

　　显微外科技术为部分或全部截指的拇指脱套伤提供了备用手术方案。踇趾或第二趾转移重建拇指以及将踇趾软组织手术脱套重建拇指缺损，可减少对供足的损伤。必须强调的是，以上技术不适合显微外科操作不熟练的医生使用，即使具有显微外科专业技能，其有效使用仍然需要丰富的临床经验和严格的病例选择。

　　在查看拇指重建的适应症和重建后的使用效果时，出现了两个结论。首先，患者越年轻，治疗效果越好；其次，许多因创伤而失去拇指的成年人适应了没有拇指的生活，痊愈后会强烈抵触任何强加给他们的拇指重建。

指尖损伤

　　单纯指尖损伤相对常见，影响指甲、指腹损伤修复方法的因素使得有必要将其分开考虑。手指末端三个组成部分（指甲、指腹和指骨）的完整性对每一结构的正常状态都非常重要；通过下述现象的分析，能更好地理解这一事实：一种结构损伤后，对另一种结构也产生一定的影响。指骨长度的损失使超出指骨残端的指甲扭曲生长，指腹的缺失也会使超出指骨部分指甲发生类似的扭曲生长，指甲末端向指腹弯曲，甚至呈爪状生长。甲床的完整和平滑对指甲的平整生长至关重要。甲皱襞近端甲母质的部分或全部损伤或破坏，会导致指甲不规则和斑片状生长，随着损伤程度的加重，指甲几乎不能生长。但完全缺失却非常罕见，因为原有指甲的两侧通常会有薄而尖的指甲继续生长。指甲生长状态的损害在临床上一旦表现得较为明显，手术医生几乎无力将其纠正，唯一能做的就是清除困扰病人的指甲生长区，阻止畸形生长继续发展；即使如此，效果也非常有限。

指尖损伤的一个常见类型是指尖部分撕脱，遗留与指腹皮肤连接的蒂部。当损伤是挤压伤时，指甲通常随皮瓣从其根部撕脱。指骨的爪形突出可能完整，但裸露于外或伴发骨折，远端部分也可能撕脱。切割伤时，指甲可横向切断，远端部分依附于撕脱皮瓣。

需要注意的是：蒂部最小到什么程度才不会影响撕脱皮瓣的存活；只有皮瓣归位、消除蒂部扭转和成角对皮瓣血供的不利影响后，才能对皮瓣活力做出正确判断。如果撕脱皮瓣失活，就采用指尖切断术去除指骨残端；但如果皮瓣存活，应少量切除创面边缘和指腹脂肪后复位皮瓣重建指端。指甲应保留并重置于甲床上，充当夹板样固定作用，有助于甲床平整愈合、降低新生指甲畸形生长的可能性。指甲横形离断后，应将指甲边缘、甲床准确对位缝合，原因同前。

指尖损伤导致组织缺损，涉及指腹及其皮肤、指骨、指甲和甲床不同程度的损伤。适当的重建，无论是缩短手指，还是游离皮片移植或皮瓣转移，一定程度上取决于每种组织结构的损伤程度。损伤情况清晰可辨时，手术方案的选择也很明确，但混合性损伤的术式选择就有一定的难度。

指甲、指骨失活，但指腹存活的严重挤压伤，最恰当的治疗是切除失活部分并用指腹皮瓣覆盖缺损。对于指尖或远端指甲缺损，而指腹和指骨没有明显损伤的切除伤，最合适的方法是游离皮片移植；而更严重的指腹组织缺损，就需要皮瓣转移恢复缺损的指腹容积，以维持指甲的正常生长。然而，大多数损伤的严重程度介于以上两种情况之间，伴指腹和/或指骨缺损，其处理方案也相对灵活，不能一概而论。

指尖是创伤初期全厚皮片移植成功应用的少数几个部位之一，但它不比厚断层皮片移植更优，因为皮片移植后的关键问题是能很好成活。在这种情况下，皮片移植失败的常见原因是血肿；事实上，指尖损伤后要彻底止血并不容易。此时采用延期皮片移植较为稳妥，即推迟24 h植皮以允许创面出血自行停止；皮片移植后也不一定需要打包加压，微孔胶带可将移植皮片有效固定于所需的位置。事实上，对于手部的轻微伤，胶布粘贴是最有用的固定措施，尤其对于儿童患者，可以避免任何形式的麻醉需求。指尖缺损是否适合皮片移植，可以通过比较骨外露的面积与软组织缺损的面积来判断：软组织缺损的面积越大越适合皮片移植；骨外露的面积越大越不适合皮片移植。

除了皮片移植，包括皮瓣转移在内的其他技术在指尖缺损重建中已经做了详细讲解；从缩短手指以形成曲侧皮瓣来闭合缺损、局部皮瓣推进覆盖创面到邻近部位的带蒂皮瓣转移。每种方法都有其最佳适应症，但没有任何一种技术普遍适用于所有创面，这也间接说明了指尖缺损重建的复杂性和每种技术的不完美性。一些修复方法在本章内也做了讲述。指尖损伤处理的基本目标是，愈合速度快和瘢痕无痛、指腹有感觉。而为了取得高于基本目标的理想品质采用复杂的重建技术会增加基本目标和理想品质都无法达到的可能。

实际上，许多指尖损伤可任由其自行愈合，而且，大多数愈合得很好。对于儿童患者，这一方法更为适用，而且缺损较小时也不用担心愈合后瘢痕脆弱易破的问题。因此，手术医生面对指尖损伤的患儿时，应谨慎实施复杂的手术方案。随着年龄的增长，未经治疗的幼儿指尖缺损所遗留的瘢痕，同移植皮片一样收缩变小。

修复和重建技术

　　手掌皮肤比其他部位的皮肤更硬，但其硬度与皮肤已有的角化程度相关，这取决于个体是否手工劳动者。即使皮肤很柔软、没有老茧形成，因其移动幅度受限也会造成皮肤更硬的错觉。移动受限的主要原因是手掌和手指上的褶皱线——屈褶线。屈褶线处的皮肤固定在深部的手掌腱膜和手指屈肌腱鞘纤维上，分隔皮肤和深层组织的纤维脂肪垫在此处也无分布。屈褶线处皮肤固定的效果是限制皮肤在近、远端屈褶线之间的移动范围，特别是两个屈褶线间距较短时（如远端掌纹和近端掌纹间）移动幅度更小。这也在很大程度上将可直接闭合的缺损宽度限制在相邻的两个屈褶线间仅存的那点松弛区域。

　　手掌和手指内、外侧缘的皮肤没有掌部皮肤的特征，但也与背部皮肤不同，缺少毛囊，也没有乳头脊的"指纹"形状，是手背和手掌之间的"中间线"，手指做曲、伸活动时都没有褶皱出现。近侧两个指节的皮肤由 Cleland 韧带固定在指骨的两侧。

　　手背皮肤较为柔软，可在伸肌腱表面自由移动。皮肤的松弛程度可以通过手背表面横向细纹的分布和手指弯曲时消失的情况进行评估。近节指间关节表面的皮肤相对松弛，有较深的横行皱纹呈椭圆形外观；但手指弯曲时松弛皮肤被拉紧、皱纹变浅呈圆形。拇指的指间关节处也有类似的松弛皮肤。

缝合技术

　　手掌皮肤对缝合材料的反应与其他部位不同。使用许多标准的缝合材料时，上皮立即沿着缝线的轨迹生长，即使缝合后不久就去除缝线，也会在缝线部位形成粉刺样锥状角质栓。局部受压时疼痛不适，周围轻微发红，但会缓慢消退。不同的材料发生这种并发症的可能性不同，其中尼龙线发生率最低。

　　羊肠线可用于手部皮肤的缝合。用它缝合伤口和打包加压时，似乎不会出现上皮向下生长和角质栓形成。特别是儿童患者，缝线自发溶解对移植皮片和伤口管理有很大价值。

切口选择

　　避免切口垂直穿过手掌和手指的屈褶线（图11.4），否则，瘢痕收缩后极易导致屈曲挛缩。这一原则也适用于皮片移植，皮片边缘不能以直线穿过屈褶线，因为后期形成的瘢痕极易挛缩，特别是在皮片边缘比创缘小几毫米时更应注意。将切口沿手指掌侧中间线纵向延伸到指尖是绝对不允许的，因为这样的切口不可避免地形成挛缩畸形。

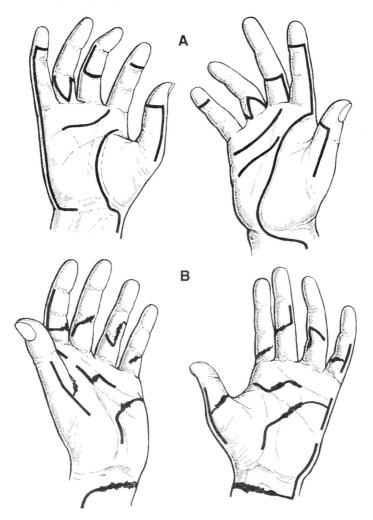

　　常用的皮肤切口（A）；如有必要，可以将其合并或调整，但必须保证皮瓣有充足的血液供应维持其存活。将现有伤口适当延长（B），进行神经和肌腱的探查和修复。

图11.4　常用的手部切口

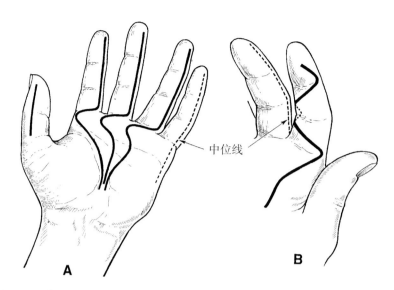

中位线

尽管这些切口不遵循图 11.4 所示的限制性规定，但它们是完全可以接受的。侧方线，没有皮肤皱纹，是皮肤张力的中位线。

图 11.5   Litler（A）和 Bruner（B）述及的皮肤切口

就皮肤张力而言，手指侧线是其中位线，该处的瘢痕不存在挛缩问题。同样，如果皮片和皮瓣绕到手指侧面，其边缘瘢痕位于中位线时，瘢痕的轻微挛缩不会造成严重后果。

切口选择的指导原则，因为涉及中位线的使用和垂直穿过曲褶线，无疑是有效的；但后者是一个极端情况，此时，无须受限。临床实践操作发现，以更小的角度穿过屈褶线或将切口置于中位线上是可以接受的，而屈褶线之间的切口方向不受限制。切口选择的图画示例和常用的切口位置如图 11.5 所示。合理设计的 Z 成形术后瘢痕，也是限制较为宽松做法的例子。

Z 成形术的使用

Z 成形术常用于预防线状切口导致的瘢痕挛缩，线状切口必须由近及远到掌远端和手指以充分显露视野，例如下文所述的 Dupuytren 挛缩（掌筋膜挛缩症）。Z 成形术还用于矫正前述线状切口，因未合并使用 Z 成形术而直接拉拢缝合后导致的瘢痕挛缩。这项技术对轮廓清晰且细小的线形挛缩效果最好，不适合弥漫性的大片挛缩，如烧伤后瘢痕等（需要皮瓣转移或皮片移植）。

如果挛缩穿过一个以上屈褶线，则需采用多Z成形术，每个Z成形术对应一个屈褶线。正如第2章解释的那样，Z成形术中收缩对角线的延长是以垂直对角线的缩短为代价，而手部皮肤的横向松弛量（即Z成形的垂直对角线方向）非常有限，这就要求Z形皮瓣的大小要与邻近的指骨相匹配；当然，这是可以使用的最大面积的Z形皮瓣，而较小的Z形皮瓣可能更好。每个Z形皮瓣都可根据需要单独进行设计，而连续多Z成形术更为常用。标准Z成形的角度为60°，通过改良可增加瓣尖的宽度（图2.6）。也可以使用多个斜形或不对称Z成形，但除非已有瘢痕被迫使用不对称设计，否则首选对称设计。

前面已经对手部切口选择线、非必要不穿过屈褶线等进行了讨论。因此，设计时尽可能将Z成形术后的垂直边放置在屈褶线上。

为了达到这一目的，必须进行正式的Z成形设计，并于相应的皮肤表面做好标记（图11.6）。首先，标记屈褶线；随后，设计Z成形的外侧边，并确保其终止于屈褶线上，这是Z成形术成功设计的关键。皮瓣易位后其垂直边将自动进入屈褶线。

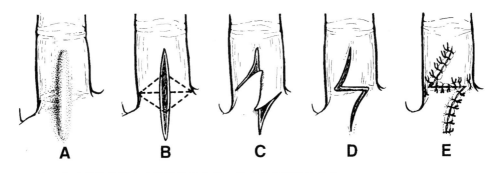

A 垂直越过掌指关节皮肤屈褶线的瘢痕，导致关节挛缩性屈曲。

B 在瘢痕两侧各设计一个等边三角形，使预期的垂直边位于掌指关节处的皮肤屈褶线上。

C、D 选择好的Z形皮瓣，切开皮肤，皮瓣掀起后易位。

E 与设计的一样，皮瓣易位后缝合固定，垂直边位于皮肤屈褶线上。

虽然挛缩瘢痕两侧设计的是等边三角形，但实践中挛缩瘢痕经常处于有张力状态，Z形皮瓣掀起后张力释放，瘢痕皮肤略有缩短。因此，当Z形皮瓣的一边为挛缩瘢痕时，应该将其设计得比没有张力的边稍长一点，挛缩张力释放后，两边长度将近似相等。

图11.6 手部Z成形术（设计），确保Z成形术后的垂直边位于屈褶线上

实际操作中，皮肤屈褶线标记清楚后，瘢痕两侧各设计一等边三角形，Z形皮瓣易位、进入相应位置后，瓣尖都会在已经标记的屈褶线上。这种方法可以设计出两对60°角的Z形皮瓣；因每个切口都终止于屈褶线，实际操作时，须选择易位完成后Z形皮瓣的垂直边沿屈褶线放置的那对进行使用。

手部多Z成形术中在一个Z到下一个Z的过渡区会有多余皮肤遗留。绝对不能为了更加平整而将其修剪。手掌部的皮肤永远不会有多余的，不管怎样，如果按前述方法设计多Z成形，那么多余皮肤将位于两个屈褶线之间的部位；而正常手指的这个部位本来就略显饱满，多余皮肤将很快恢复到正常的自然松紧状态。

前面已经提到，Z成形术也可用于Dupuytren挛缩。保守筋膜切除术现在基本上成了标准术式，其优点已经越来越明显。Dupuytren挛缩常表现为一个线状收缩，有时局限于手指或手掌，有时延伸到两根手指。跨越近远两端的直线切口可非常理想地到达筋膜，配合连续多Z成形术能够预防后期瘢痕挛缩的形成（图11.7）。手指出现明显收缩时，应在第一时间做近远端切口。筋膜切除完成，手指伸直或接近伸直时，再行Z成形术将容易很多。

严重的Dupuytren挛缩存在的问题是，若不在初始纵向切口的任何一边做"辅助切口"，很难对挛缩的筋膜进行有效切除。筋膜切除完成后再设计Z形皮瓣也是可行的，但在皮肤已经做了辅助切口的情况下，应尽可能将其设计在Z形皮瓣的切口线上，而不影响皮瓣的血液循环，这样做可能会使Z形皮瓣垂直边的位置、方向等不在预期的理想状态，但在这种情况下是可以接受的。

该方法也适用于多处Dupuytren挛缩（图11.8）。累及手掌时采用标准的横向切口入路，各指的挛缩部分采用前述由近及远的切口暴露，切口近端接近掌横切口，但不与之相连。这种联合切口的暴露效果是非常好的，挛缩筋膜切除后，再行各指的Z成形术。根据手术医生的操作习惯，掌横切口可以闭合，也可以暴露，就像McCash手掌开放法一样，这种方法特别适合后者。

指蹼加深（图11.9）有时也可以采用Z成形术解决。将指蹼看作挛缩线，设计由背侧皮瓣和掌侧皮瓣组成的单Z成形术。皮瓣易位后延长并加深指蹼。这种方法在指蹼宽度合适、允许使用适当大小皮瓣的情况下效果最好。

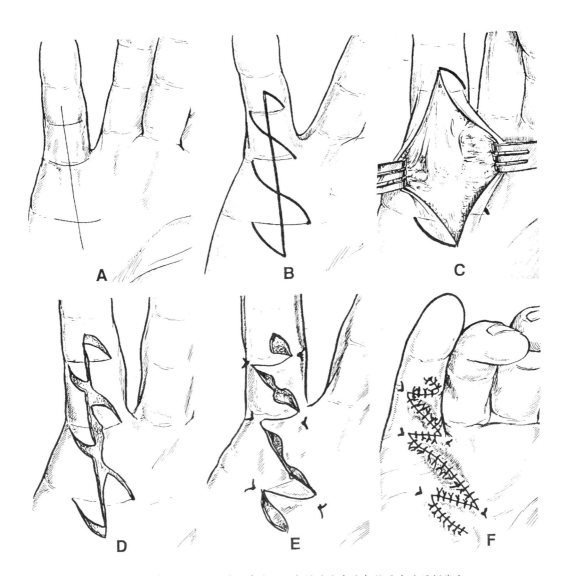

A 皮肤切口线超出挛缩筋膜的长度，每个Z形皮瓣的垂直边都位于皮肤屈褶线上。

B 使用图11.6所示的方法，在皮肤上标记出多个Z形皮瓣，将每个Z成形术后的垂直边都放置在皮肤屈褶线上。

C 皮肤纵向切口暴露的术野范围。

D 筋膜切除术完成，Z形皮瓣切开。

E Z形皮瓣易位、进入预定位置，每个垂直边都位于一个皮肤屈褶线上。

F 皮肤缝合，手术完成。

图11.7　单条Dupuytren挛缩采用连续多Z成形术，切除挛缩筋膜

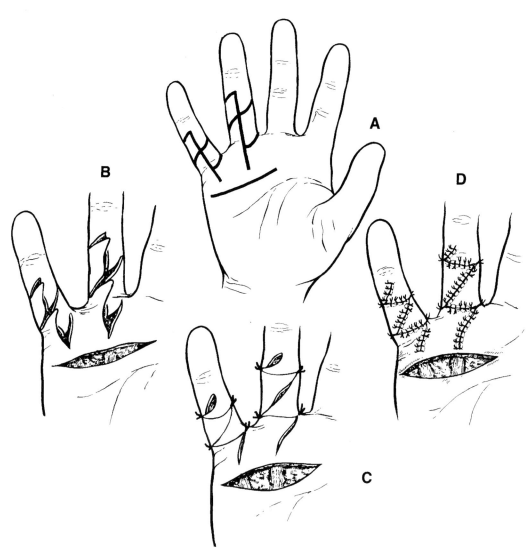

A 标记皮肤切口线，纵向切口止于掌横切口邻近处。

B 筋膜切除完成，Z形皮瓣切开。

C Z形皮瓣易位、插入相应位置。

D Z形皮瓣缝合完成，掌横切口暴露、自行愈合。

图11.8 多Z成形术+手掌开放技术，对两处Dupuytren挛缩的筋膜进行切除

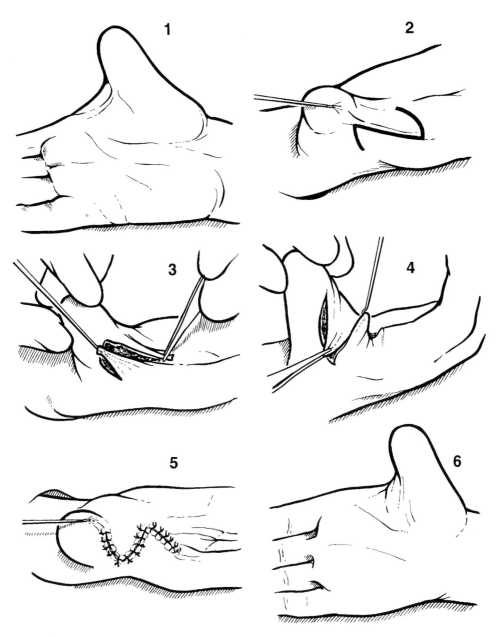

该手术方案能够增加创伤后短缩拇指的抓握力。

图 11.9　利用 Z 成形术加深拇指和食指之间的指蹼（虎口）

游离皮片移植

断层皮片和全厚皮片各自的行为特征决定了其相应的应用范围，不同部位、不同情况的皮肤缺损，移植的皮片类型也不相同。

与此相关的特征是，受区条件不是太理想的情况下，断层皮片相对更易成活，但在受区环境允许时，容易收缩变小。全厚皮片移植只有在受区条件非常理想的条件下才能成功，但很少收缩。

对于创伤所致的皮肤缺损，最关键的问题是皮片能够良好成活；因此，优先考虑断层皮片移植，即使手术医生预知移植皮片可能会继发性收缩变小、出现相应的问题且后期需要用全厚皮片移植来将其替换。此时，手术形成的皮肤缺损是较为理想的皮片移植区，皮片类型的选择需根据是否继发收缩决定。

用皮片永久性修复手背和手掌的缺损时，其类型的选择取决于这两个部位的移植皮片后期的行为特征。手背和手指皮肤的松弛程度与它的活动度相匹配，可以承受一定程度的皮片收缩，因此，推荐使用收缩幅度较小的中厚断层皮片。

选择皮片类型时，需要考虑的另一因素是手部伸肌和屈肌的相对力量，以及这种力量是否足以抗衡断层皮片移植后的继发收缩。断层皮片移植后的继发收缩是暂时现象，临床上通过恰当的措施进行长期预防，最终会将其永久消除。屈肌群似乎有足够的力量以这种方式起作用，防止明显的后期收缩。由于以上原因，断层皮片可用于手背和手指背部皮肤缺损重建。手掌伸肌的力量较弱，无法抵抗皮片的后期收缩；因此，手掌的皮肤缺损采用全厚皮片移植进行修复。指蹼部位的继发收缩也会产生不良的治疗效果，最好采用全厚皮片移植。

断层皮片在手背和手指背部的成活都非常好，通常会形成与周围皮肤匹配的皮肤褶皱，长时间暴露后形成与周围皮肤几乎相同的外观，特别是在手背浅表静脉完好无损的情况下更能活动，具有比较理想的美学效果。

从事繁重工作时需要使用的触感面（如手掌和手指掌侧），游离皮片移植后有形成裂隙的倾向。选择更接近手掌皮肤特征的光滑皮肤移植可避免这一缺点的发生。可用的供区（图11.10）面积有限，但如果需要的皮片面积不大，可在远端掌折痕和腕折痕之间、手掌尺侧缘的中位线上向前延伸，切取皮片。足底内侧非负重区有类似的皮肤，能够提供更多的皮肤量。以上供区的愈合都比较快，且很少出现瘢痕娇嫩易破的问题。

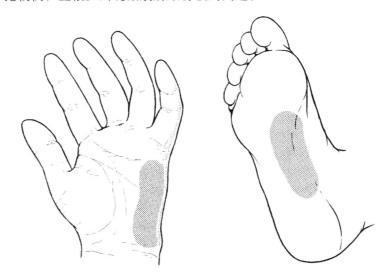

图11.10　可切取光滑断层皮片的皮肤部位

随着皮片移植的应用，无论是全厚皮片还是断层皮片，后期都可能出现的问题是在移植皮片边缘形成一条收缩线，其过程与引起瘢痕收缩的过程类似。挛缩的严重程度取决于部位和皮片边缘的愈合速度；虽然无法将其完全避免，但通过将皮片边缘放置于前述的切口选择线上，至少能够减轻挛缩的严重程度。如果需要切除正常皮肤才能将皮片边缘置于切口选择线上，就意味着移植皮片要超出缺损区域。如果不愿采用这一术式，可选择Z成形术打断后期可能出现的瘢痕挛缩。

手部皮片的应用和缝合方法与前述其他部位的相似。在打包加压和随后的绷带固定时，应避免施加的压力过大；手指背部和手背皮片移植时更易出现这一问题，掌骨头和近节指骨凸出位置的移植皮片最为脆弱，也是最不希望出现皮片坏死的部位，一旦发生可能导致伸侧肌腱和关节囊的暴露。手指弯曲会使前述凸出更加明显，因此，手最好固定在功能位略伸的位置。

敷料的应用将在随后的手术后护理部分进行讨论。

皮瓣转移

用于手部缺损重建的皮瓣要么带蒂，要么游离；在讨论它们的优缺点之前，有一点必须清楚：除非手术医生有制作游离皮瓣的专业技能和必要设施，否则，只能使用带蒂皮瓣。

带蒂皮瓣

用于手部缺损重建的带蒂皮瓣既可以是局部皮瓣，也可以是远位皮瓣。

在临床工作中，大部分局部皮瓣用于修复一些特殊部位的组织缺损，最常见的是不适合皮片移植的手指掌面或伴有指腹或甲床部分缺损的指骨远端，并没有更为广泛的临床用途。手背皮肤也可用于皮瓣转移；而手掌皮肤深部固定，加上相对特殊的物理特性，不适合用作皮瓣供区。唯一可用于制作中等大小的易位或旋转皮瓣的位置，是腕关节与指蹼间的区域，但它能够修复的缺损面积较小。

远位皮瓣可以是轴型直接皮瓣或管状轴型皮瓣；也可以是改良的带蒂前臂桡侧皮瓣，此时，以皮瓣远端的动、静脉血管作为皮瓣的蒂部。另一个是骨间后皮瓣，蒂为骨间后动、静脉血管，使用方法与前述相同。所有这些皮瓣都能用于创面的一期修复或急性创伤的二期修复。

直接皮瓣的蒂部较短，不允许有大的误差，因此，转移前要非常仔细地设计。皮瓣转移后相关的手和手臂至少要固定3周以上，否则容易导致手指、肘关节和肩关节的僵硬，特别是老年患者更为明显。过去，由于缺乏替代方案，皮瓣在急性严重手外伤中发挥着重要的作用。现在，由于各种备选方案的出现，它的作用已明显降低。

管状轴形皮瓣的蒂部较长，可以移动的距离较大，长宽比较大的优势在一定程度上降低了对手术前设计和手术后固定的苛刻要求。

最常用的是腹股沟皮瓣（图11.11），也可选择下腹部皮瓣。对病人而言，这两个皮瓣的位置都相对舒适，但两者的脂肪含量相对较多，以后者为甚，这可能会影响手术医生的选择。下腹部皮瓣表面带有毛发；而腹股沟皮瓣一般无毛，即使是多毛症患者也是如此。腹股沟皮瓣转移后的继发性缺损不太明显，一般都能直接缝合。两个皮瓣不同程度上都依赖于手部情况，手术后水肿的严重程度取决于损伤类型和进行早期功能锻炼的情况。已被证明，进行二期重建时，皮瓣的水肿程度较轻，皮瓣转移手术后早期就应开始积极的功能锻炼。

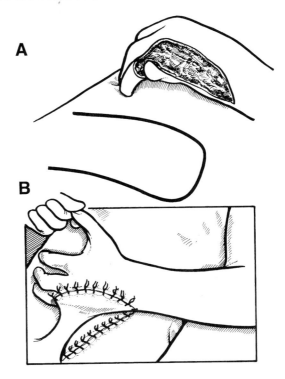

A 手部缺损和腹股沟皮瓣设计。

B 腹股沟皮瓣掀起、转移后，继发缺损直接闭合。

图 11.11　腹股沟皮瓣修复手部尺侧缺损

　　胸三角皮瓣（图 11.12）较薄而有弹性，能够提供的皮瓣面积也较大。使用此瓣修复手部缺损时，手在抬高的位置固定，这有利于减轻水肿。实际操作中，将手放在胸部并维持这一姿势的难易程度取决于病人的身体特征，病人较瘦时容易，矮小且胸廓宽的病人比较困难。其测试比较简单，也是皮瓣选择的一个组成部分。胸三角皮瓣历来都是在头颈外科使用，但对于无法制作游离皮瓣的手外科医生而言，仍然值得考虑。

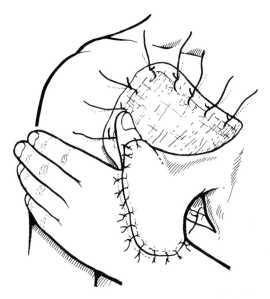

皮瓣所在的部位有助于将手固定于抬高位，有利于减轻水肿。

图11.12　胸三角皮瓣修复手部缺损

　　带蒂前臂桡侧皮瓣转移的皮肤与游离皮瓣转移的皮肤具有相似的特征。血管蒂部要有足够的长度才能顺利转移至手部缺损区，因此，皮瓣必须位于前臂近端，在皮瓣远端边缘做切口沿腕到肘方向游离形成血管蒂。因手部缺损的位置不同，血管蒂的远端可能与缺损区相连；如果没有，可通过延长前臂切口使其互相连接。皮瓣安全的一个关键因素在于确保蒂部不承受外部压力且有足够的长度。

骨间后动脉皮瓣

　　骨间后动脉皮瓣（图11.13）位于前臂伸侧中部稍上方，以骨间后动脉及其伴行静脉为蒂。血管从旋后肌近端的下方进入尺侧腕伸肌和小指伸肌间的肌间隔，穿过肌间隔远端到达腕部背侧的血管弓，并与骨间前血管吻合。分支进入邻近的肌肉、尺骨以及深筋膜给养层，并为表面皮肤提供血液灌注。在皮瓣掀起过程中，近端血管被切断，转而依赖腕部背侧血管弓和与骨间前血管的吻合网提供营养，此处也成了该瓣的旋转点。

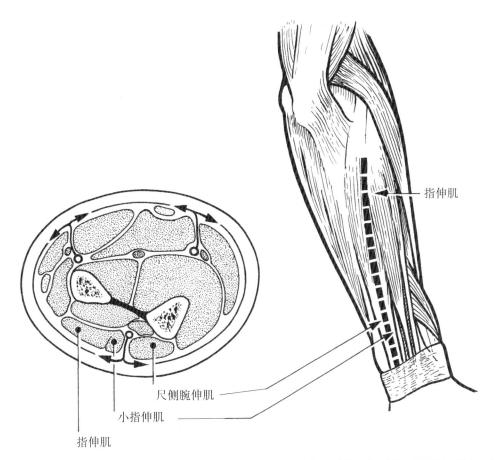

指伸肌

尺侧腕伸肌

小指伸肌

指伸肌

供养皮瓣的穿支血管，尺侧腕伸肌和小指伸肌之间、游离血管蒂的解剖线。（远近）两端之间的区别在于远端血管直径更大，解剖就从远端开始。

图11.13　骨间后动脉皮瓣

　　皮瓣设计：手臂完全内旋时做肱骨外上髁和尺骨头间的连线，为肌间隔的体表投影，进行标记。皮瓣设计成椭圆形，长轴为肌间隔的体表投影，皮瓣中心点距肱骨外上髁约9 cm。最大宽度以继发性缺损能够直接拉拢缝合为度，虽然最大接近5 cm，但缺损区为肌腹，可行断层皮片移植覆盖。

　　切开皮瓣边缘和远端肌间隔的标记线，在包含血管成分的肌间隔两侧将肌腱结构仔细分离。分离时要从远端开始，向近端逐步进行，因为涉及的组织结构在前臂远端较为表浅，更容易识别，而近端血管位置较深，隐藏在两块肌肉的肌腹之间。动脉外径约为1.7 mm，分支相应变小。解剖是一项精细的工作，不能匆忙进行。

相对较短的血管蒂，使其应用范围仅限于手背缺损的修复。手掌侧，它不能达到手腕以外太多的距离。对于上述部位的缺损，该瓣能够提供较薄而优质的皮肤。其另一个优点是不以牺牲手部的主要血管为代价，这在严重的损伤中尤其重要。

游离皮瓣

选择游离皮瓣时，要考虑几个方面的因素：面积足够大、薄且柔软。同一手臂作为供区有明显的优点，因敷料包扎仅限于同一肢体，便于患者的手部活动。

这类皮瓣有前臂桡侧皮瓣和上臂外侧皮瓣。两者中，前臂桡侧皮瓣转移在技术上相对简单，使用也更广泛。而前臂尺侧皮瓣是潜在的替代方案，既可用作游离皮瓣，也可以远端为旋转点带蒂转移。

在使用上述任何一个皮瓣前，必须仔细评估外伤对手部各个血管的影响，因为皮瓣转移过程中要切断前臂近端两根主要轴形动脉之一。

缺损区准备

通常要将缺损区边缘切除，至周围健康组织；肉芽组织区也同样处理。只有边缘充分切除没有任何飘散的上皮组织后，皮瓣才能与健康组织牢固缝合。与瘢痕和手部游离皮片移植时强调的一样，皮瓣和手部创缘之间的边缘最好能放置于切口选择线上，这就需要皮瓣比缺损区略大，如果需要切除的健康组织不多，也是值得做的。

如果皮瓣转移只是肌腱等组织结构重建的前期准备工作，建议在皮瓣转移完成且完全愈合后再行深层组织修复，特别是有败血症等潜在威胁时（更应优先闭合创面）。

指蹼近端缺损

如果手背缺损较小，可考虑使用旋转或易位皮瓣进行修复（图11.14）。由于可以利用的皮肤"松弛"量不多，皮瓣设计时一定要细致、周详；供瓣区的继发性缺损一般需要游离皮片移植覆盖。临床上，适合此类皮瓣修复的情况不多，老年患者尤其如此，因为，老化、萎缩的皮肤并不是良好的修复材料，容易发生缺血坏死。

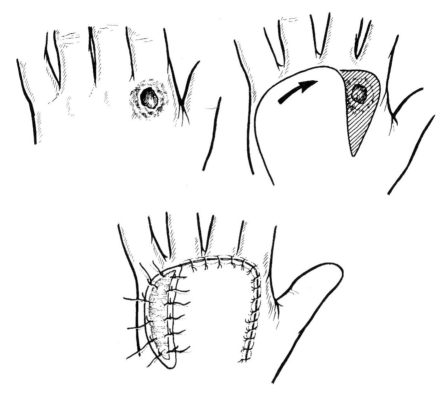

皮瓣转移后形成的继发性缺损，以游离皮片移植进行覆盖。

图11.14　易位皮瓣修复手背局部溃疡

　　采用远位皮瓣修复手部缺损时，供瓣区的选择很大程度上取决于缺损的大小。桡侧或尺侧的中等大小缺损，可用对侧前臂皮瓣（图11.15）进行修复；但使用该瓣时，病人无法自行完成基本的生活起居（大小便等），这是一个非常现实的问题，极大地限制了它的使用。另外，第一指蹼挛缩形成的内收畸形，在瘢痕切除、松解后，其继发性缺损可用前臂皮瓣转移进行修复（图11.16）；第一指蹼打开后能与上臂完美贴合，体位也比较舒适。

　　更大面积的组织缺损，可根据现有的手术设备和手术医生的临床经验选择游离的前臂桡侧皮瓣或前述带蒂皮瓣转移。

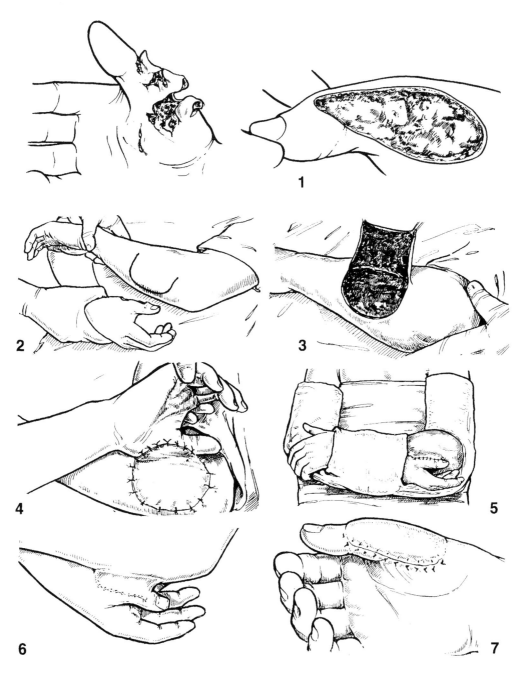

包括掌指关节在内的损伤区域准备（1），切除所有受损组织，以备进行皮瓣转移。选择合适的患指姿势，在前臂的相应位置标记（2）、掀起皮瓣（3）。断层皮片移植覆盖供瓣区继发性缺损及皮瓣蒂部的"铰链"部分（4）。石膏绷带固定臂（5）。（6）皮瓣转移后3周、断蒂前和（7）皮瓣断蒂、修复完成。

图11.15　交臂皮瓣修复大鱼际隆起部位缺损

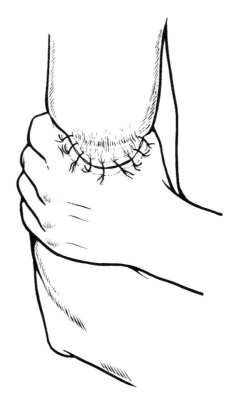

图示手与上臂的贴合方式，有助于皮瓣转移完成后体位的维持。

图 11.16 上臂交臂皮瓣矫正第一指蹼挛缩畸形

指蹼远端缺损

缺损可能只发生于一根手指，也可能是几根手指。根据缺损的局部情况，选择同一或相邻手指的局部皮瓣或手臂、躯干的远位皮瓣进行覆盖。第一选择应该是局部皮瓣，但它只能用于局限性缺损的修复。当缺损范围更大或涉及多根手指时，通常需要能提供更大覆盖面积的远位皮瓣进行修复。

远位皮瓣

由于大小的原因，多数远位皮瓣并不适合单根手指的一般缺损。只有用于多根手指的缺损重建时才有较大的使用价值。将相邻的多个小缺损缝合在一起转化为一个独立的较大面积缺损、使其成为临时性并指样结构，此时，可选择远位皮瓣将其修复（图11.17）。

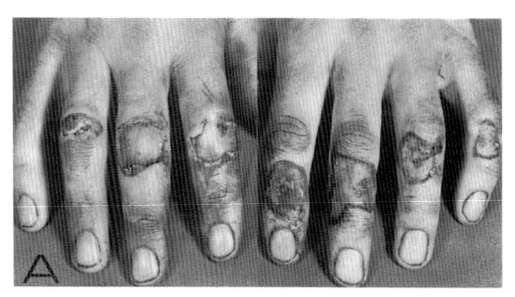

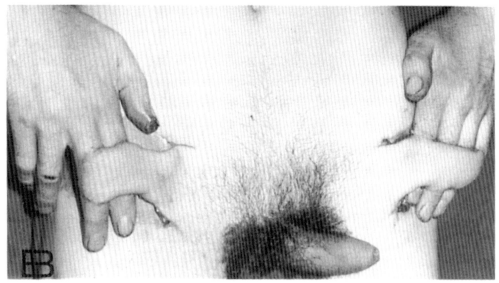

　　双手损伤（A），包括数根手指背侧皮肤的全层缺损和烧伤及皮下伸肌腱暴露，分别转化为单个缺损（B），并用腹股沟皮瓣覆盖。

　　该患者的后续处理如图11.18所示。

图11.17　将多个手指的损伤转化为单个缺损，以方便皮瓣覆盖

皮瓣转移成功后，重建创面的后期处理涉及并指管理等相关问题。如果前期重建中使用的是带蒂皮瓣，最好在并指分开前就完成断蒂手术，使手指能够适度活动。手指分开后，因为皮瓣较厚，手指活动就相对困难，如图11.18所示。最简单的方法是将皮瓣全部去除，再行断层皮片移植、覆盖各手指创面。与伤后创面暴露、未行皮片移植相比，皮瓣切除形成的继发创面更适合行断层皮片移植。

局部皮瓣

手指曲侧的组织缺损，如果较深且有肌腱外露，不适合进行皮片移植覆盖时，可考虑局部皮瓣转移修复。也可用于某些指骨远端离断后形成的创面处理。

交指皮瓣

交指皮瓣均以手指背侧皮肤为供瓣区，用于邻指掌侧或指尖缺损的重建。适合此类皮瓣修复的曲侧缺损包括中节和/或近节指骨部分。较窄的组织缺损，皮瓣的长宽比也需要相应增大，甚至超过理论要求的极限；如果需要修复的缺损区域远超合适的长宽比例，则手术的技术难度就会相应增加。

大多数情况下皮瓣的蒂部位于手指的侧方（侧蒂）（图11.19），虽然在极少数情况下，为了不缩短手指的长度，也会将皮瓣的蒂部置于手指远端（远蒂），如图11.20所示。设计这类远端蒂皮瓣时，一定要注意，不能损伤供指甲床。食指是最适合作为供指且最有可能受损的手指。

拇指远节指骨与食指近节齐平，因此，食指背侧皮瓣可用于重建拇指缺损，而且拇指远端缺损也可被轻松覆盖。患者可能会觉得以中指作为供区时，体位比食指更加舒适（图11.21），在进行皮瓣设计前，要进行相关试验，测试这一点。

皮瓣掀起时，必须保留供指的伸肌腱膜；皮瓣蒂部位于手指侧方时要避免暴露指神经和动脉。供指的继发性缺损以及与之相连的皮瓣蒂部，可用厚断层皮片或全厚皮片移植进行覆盖，打包加压。

侧蒂交指皮瓣的转移距离可以通过离断Cleland韧带而延长（图11.19 C、D）。正如手术中所见，这些韧带结合在一起形成位

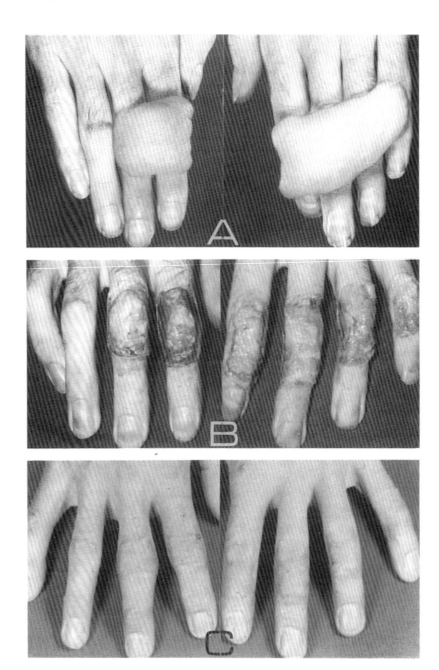

A 腹股沟皮瓣转移后第 3 周断蒂，使手、肘关节和肩关节尽早活动，保留暂时性并指。

B 手指表面皮瓣切除后形成的继发创面，拟行断层皮片移植。

C 断层皮片移植的最终结果。

将组织缺损区用皮瓣临时覆盖，利用其自身血管的修复能力，将最初因组织损伤而不适合进行皮片移植的创面转化为适合皮片移植的创面，如图中病例所示，这一概念被称为"吊机"原理。

图 11.18　图 11.17 所示受伤手指的后期处理，使用"吊机"原理

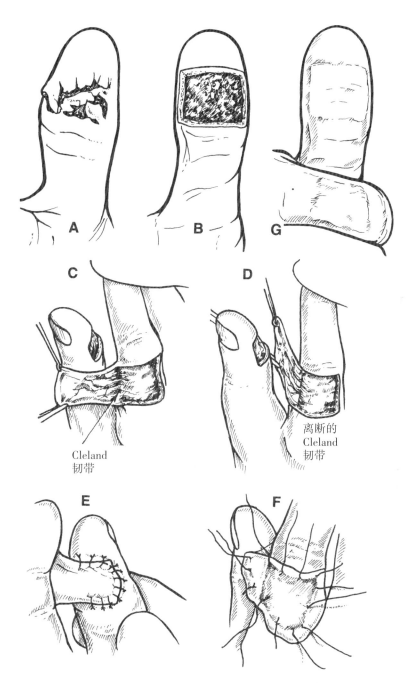

拇指指腹损伤（A），创面准备完成，拟行皮瓣转移（B）。皮瓣蒂部位于手指侧边，皮瓣在 Cleland 韧带离断前（C）和离断后（D）掀起并向后翻转，以增加皮瓣的延长距离；皮瓣缝合固定到缺损区（E）；断层皮片移植覆盖继发缺损（F），准备打包加压和最终结果（G）。后期断蒂、残端插入缺损区。

图 11.19　交指皮瓣重建拇指指腹

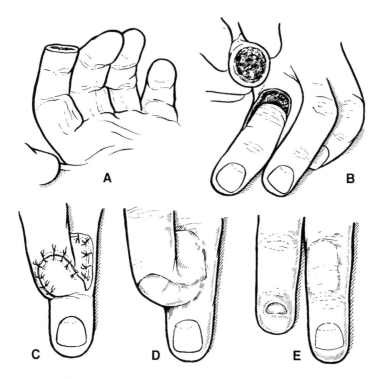

损伤情况（A），在中指背侧设计、制作远端蒂皮瓣（B）。皮瓣缝合至缺损区（C），供瓣区的继发缺损以断层皮片移植修复。皮瓣转移后14天（D）。皮瓣断蒂和残端插入缺损区后的最终结果（E）。

图11.20　远端蒂交指皮瓣重建食指指尖缺损

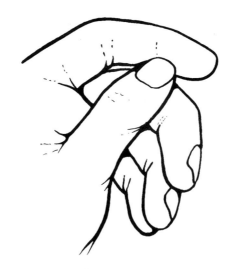

拇指指腹缺损可以中指为供瓣区，制作交指皮瓣；皮瓣设计时，将拇指缺损区置于中指表面，选取拇指缺损区最易到达部位作为供瓣区。

图11.21　以中指为供瓣区的交指皮瓣，修复拇指指腹缺损

于神经血管束背侧的纤维隔，将中位线的皮肤连结、固定于各指骨的侧面。Cleland 韧带离断后可释放中位线皮肤、显著增加其移动距离和皮瓣的覆盖范围。手术后第2周断蒂。如果感觉皮瓣附着不牢靠，残端的插入可延后1周进行。

V-Y皮瓣

指尖切断伤，可在患指指腹部制作V形皮瓣，向远端推进覆盖指尖缺损区（图11.22），供瓣区近端拉拢缝合，其作用是将皮瓣最初的V形变成Y形缝合线。

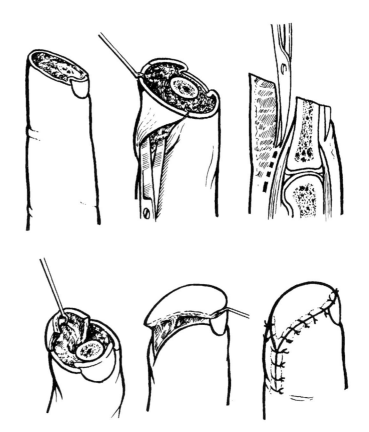

图示为该瓣的操作步骤。

该瓣有其自己的神经血管系统，为了获得足够的推进距离而做的皮瓣部分剥离最好在显微镜下进行。在指腹比指甲残留更多的斜形切断性损伤中使用，效果更好。

图11.22　指腹部V-Y推进皮瓣修复指尖切断性损伤

指腹皮肤表面设计V形切口线，其尖端几乎贴近远端指间屈褶线，其远端宽度应与指甲的宽度相等。切开V形皮瓣的真皮全层，随后，将尖剪刀远端闭合，小心插入指腹脂肪后轻柔撑开，操作时须小心谨慎，防止损伤附着于手指近端的神经血管。皮瓣深面的游离是通过离断皮瓣与远节指骨和远端屈肌鞘间的纤维连接而实现的。皮瓣游离完成后，向远端推进，以细线将皮瓣缝合至指腹缺损区的边缘。缝合皮瓣两侧直到在"V"形皮瓣尖端处汇合，并继续向近端延伸，缝合后的切口线呈"Y"形。

该项技术的另一备选形式是在患指两侧各制作一个类似的推进皮瓣，利用与前述V-Y皮瓣相似的原理向前推进（图11.23）。用该项技术的两种形式修复指尖缺损时，一般都要将远端指骨的锋利边缘做适当修剪，以便皮瓣转移。

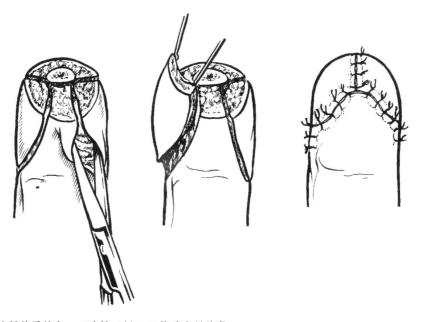

若缺损范围较大，可选择双侧V-Y推进皮瓣修复。

两个皮瓣的面积均比图11.22所示的单个V-Y推进皮瓣要小；但一个或两个皮瓣坏死的风险增加，使得皮瓣的剥离需要在显微镜下进行的必要性更大。在指甲比指腹残留更多的指尖斜形切断性损伤中效果更好。

图11.23 双侧V-Y（Kutler）推进皮瓣修复指尖切断性损伤

这项技术的两种形式，最好都在显微镜下进行操作，以确保神经血管束完整无损；而且，在两种形式的皮瓣制作之前，都不能有挤压等使组织失活的因素。指节部应保留足够的皮肤软组织以便制作一个或几个适当大小的皮瓣，而且能够无张力闭合。残留指腹比指甲多的、斜形指尖切断性损伤，单个 V-Y 推进皮瓣的修复效果最好；而残留的指腹比指甲少的斜形伤口，双 V-Y 推进皮瓣更为有效。但每个双瓣的面积都比单个皮瓣小，这增加了因为剥离范围过大而引发缺血坏死的可能。

皮瓣使用中的感觉因素

评估前述各种皮瓣有用性的一个重要因素是皮瓣最终的感觉功能，但还没有得到应有的重视。病人对手部不同部位的感觉需求是不同的，其中指腹的感觉最为重要，但不同手指指腹的重要性也不相同。拇指和食指的相对面，即"捏点"，是至关重要的。相对而言，从手的桡侧到尺侧其感觉功能的重要性逐步降低，但小指的尺侧相对重要，其他手指的桡侧比尺侧更重要，且最有可能参与抓握动作。

虽然这些部位的相对重要性在正常手部是符合逻辑的，但手部残缺的患者，需要重新审视，评估时应该依据能够想到的岛状皮瓣的供、受区部位进行。

游离皮瓣的发明者会反复强调，他们描述的皮瓣存在神经支配，可能为皮瓣转移后的部位提供感觉；但就能够获得的感觉水平以及手的功能价值而言，普遍较差。在对感觉功能的需求最大、最重要的区域，并没有多大的价值。

皮瓣的感觉恢复必须依赖从底部和周边生长、进入皮瓣的周围神经轴突，但其变数较大，影响因素较多。除了其他因素外，主要取决于皮瓣受床神经纤维的数量以及皮瓣与受床交界处瘢痕的严重程度。感觉的恢复程度，充其量也不过是保护性感觉而已。当然，感觉功能的恢复是否足够取决于皮瓣所在的部位和对感觉功能的需求。在需求最高的部位如"捏点"，即使感觉功能已经恢复到最佳状态也远远不能满足这一部位的功能需求。正是由于这个原因，相对于传统皮瓣转移而言，神经血管岛状皮瓣转移修复拇指和食指指腹缺损，已被证明是非常有价值的改变。在触觉辨别不太重要的部位，保护性感觉已经能够满足需求，恢复的程度也已足够，尽管不能保证能够完全恢复。较为明智的做法是提醒病人要小心，避免在皮瓣没有感觉时烧伤。

手术后护理

手部手术后，通常需要固定一段时间，通过敷料包扎和石膏绷带加固即可实现。与此同时，要采取措施，预防手部水肿。

手部体位

当手必须固定时，应该将其置于一个可以迅速恢复全范围活动的位置。最常推荐的位置是所谓的功能位——手能握持一个玻璃杯的位置。在皮片移植术等固定时间较短的情况下，这个体位就足够了；但在肌腱移植术等需要长期固定的时候，最好呈掌指关节弯曲和指间关节伸展的位置——固定位。

手的位置摆放很少依据手指关节进行讨论，但手腕的位置非常重要，值得对其进行单独讨论，因为它对手指的自然姿势有很大影响。其作用机理是通过极度曲/伸动作对前臂长屈/伸肌腱的相对张力产生影响。手腕伸展后，掌指关节自然进入屈曲状态；手腕弯曲时，掌指关节自然伸展。

手部水肿时，手腕在最为舒适的屈曲位，而掌指关节伸直、指间关节屈曲（图11.24）。这个姿势的固定速度较快，必须尽快处理，一旦定型只能部分矫正，而且矫正难度很大。从预防的角度考虑，手术医生应该把手腕伸直作为首要考虑的问题，当然，如果情况允许，纠正也是如此。

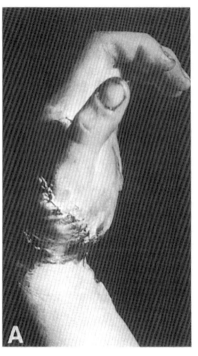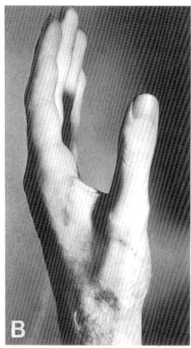

    A 转诊时的手部情况，挤压导致的脱套伤，伤后第 10 天，手部姿势摆放不正确：手腕屈曲、掌指关节过度伸展、指间关节特别是近端指间关节屈曲。皮肤缺损明显局限于腕关节水平。

    B 皮肤缺损区清创及断层皮片移植术后的外观，手部功能完好。

    手腕弯曲纠正需要在全麻下进行，后期要配合强有力的手指功能锻炼，防止手指在原本位置永久僵硬。

图 11.24   姿势固定

手部敷料

    皮片移植后，不论在哪个位置，必须将整个手部固定在相应的功能位。

    掌指关节表面是风险最大的部位，其次是近端指间关节背侧；尤其是掌指关节，手指屈曲时形成非常明显的骨性凸起。去除掌指关节的极度屈曲状态，凸起也随之降低，正是由于这个原因，该区域的皮片移植，优先选择功能位进行固定。

    移植皮片打包加压后，使用绷带包扎固定前，必须用敷料填充整个手部、指蹼和手指之间。敷料填充的目的是把整个手部变成圆柱体，使表面压力能够更为均匀地分布。如果手掌或手背表面的敷料填充不到位，手的桡侧和/或尺侧会承受较大压力，严重时形成压疮。敷料包扎时将指尖外露，以便观察手的血运状态。

如果没有进行皮片移植，就不一定需要彻底固定，而采用相对轻松的治疗方案。

从关节功能的角度来看，采用有利于皮瓣贴附的姿势可能不是太合适，但这种风险无法避免。意识到这并不是最理想的姿势，至少能够提醒外科医生，尽可能缩短其维持时间，并加倍鼓励患者进行随后的关节功能锻炼。前臂皮瓣转移，无论游离还是带蒂，一般很少出现类似的问题。

预防水肿

水肿液是手指僵硬发生的物质基础，而手部抬高的目的是减少或阻止水肿的发生。只有使用游离皮瓣重建手部软组织缺损时，才将手放在枕头表面与心脏平齐的位置。

抬高手部的方法较多，可以用填充良好的石膏绷带环绕手臂和肩部，使质量分散在上臂，而不是手腕和手部，但由于自身质量较大，患者也不容易接受。石膏可以只用于肘部以下，将肘部支撑在枕头上，石膏悬架仅用于维持上臂的垂直状态。用管状绷带作为悬架有同样不错的效果，使用时从上臂向上延伸到腋窝，将牵拉力尽可能广泛地分散。无论使用何种方法，都不能将石膏绷带直接悬挂在手腕，否则会对手腕产生挤压作用。

对于相对较小的手术，将手放在枕头上抬高或使用石膏绷带之外的吊带提升就够了。用吊带提升时，将手放置在患者感觉舒适的高度即可。

远位皮瓣转移后，自然无法将手部抬高到前述标准高度，手部水肿的预防主要通过积极主动的功能锻炼来实现，每个不需固定的关节都要定时进行完整范围的功能锻炼；如此这般，患者的依从性就不太可能存在问题。